HOJE EU VENCI O CÂNCER

Livros do autor publicados pela L&PM EDITORES:

Canibais – paixão e morte na Rua do Arvoredo (2004)
Mulheres! (2005)
Jogo de damas (2007)
Pistoleiros também mandam flores (2007)
Cris, a fera (2008)
Meu guri (2008)
A cantada infalível (2009)
A história dos Grenais – com Nico Noronha, Mário Marcos de Souza e Carlos André Moreira (2009)
Jô na estrada – com ilustrações de Gilmar Fraga (2010)
Um trem para a Suíça (2011)
Uma história do mundo (2012)
As velhinhas de Copacabana (2013)
A graça de falar do PT e outras histórias (2015)
O que você nunca deve perguntar a um americano (2017)
Hoje eu venci o câncer (2018)

DAVID COIMBRA

HOJE EU VENCI O CÂNCER

2ª EDIÇÃO

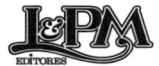

Texto de acordo com a nova ortografia.

1ª edição: março de 2018
2ª edição: abril de 2018

Capa: Ivan Pinheiro Machado
Preparação: Mariana Donner da Costa
Revisão: L&PM Editores

CIP-Brasil. Catalogação na publicação
Sindicato Nacional dos Editores de Livros, RJ

C633h

Coimbra, David, 1962-
    Hoje eu venci o câncer / David Coimbra. – 2. ed. – Porto Alegre [RS]: L&PM, 2018.
    208 p. ; 21 cm.

    ISBN 978-85-254-3737-2

    1. Coimbra, David, 1962-. 2. Jornalista - Brasil - Biografia. 3. Câncer - Pacientes - Biografia. 3. Autobiografia. I. Título.

18-47832   CDD: 920.5
                       CDU: 929:070

Meri Gleice Rodrigues de Souza - Bibliotecária CRB-7/6439

© David Coimbra, 2018

Todos os direitos desta edição reservados a L&PM Editores
Rua Comendador Coruja, 314, loja 9 – Floresta – 90.220-180
Porto Alegre – RS – Brasil / Fone: 51.3225.5777

PEDIDOS & DEPTO. COMERCIAL: vendas@lpm.com.br
FALE CONOSCO: info@lpm.com.br
www.lpm.com.br

Impresso no Brasil
Outono de 2018

"As coisas estão no mundo,
Só que eu preciso aprender"

Paulinho da Viola

1

Quando descobri que ia morrer, decidi escrever esse livro.

Você dirá que não tem nada de especial nisso, que todos morreremos, que não há o que seja mais certo, tendo-se nascido.

Mas era diferente.

Naquele momento, foi-me revelado que havia chances sólidas de morrer em pouco tempo. Meses, talvez.

É que tive câncer com metástase.

Espero que você jamais passe por qualquer experiência que o ajude a entender como é difícil escrever uma frase como essa aí de cima. Já escrevi milhões de frases. Nenhuma tão dura.

"Câncer." Minha avó não falava a palavra "câncer". Dizia "doença ruim". Morreu sem ter pronunciado o nome do inimigo que a matou. Terá sido uma vitória?

É penoso dizer "tenho câncer" até quando você diz para si mesmo. Para os outros, muitíssimo mais.

Você conta que tem câncer e as pessoas inevitavelmente concluem:

"Coitado, vai morrer".

E, neste ponto, voltamos ao começo. Porque, colocado desta forma, parece que não vamos todos atravessar o temível Vale das Sombras da Morte, com ou sem o conforto do cajado do Senhor, como disse, três mil anos atrás, o rei do qual ganhei o nome. Vamos. Ninguém se iluda quanto a isso. Mas o que importa, na verdade, é que a maioria das pessoas, afortunadamente, não faz ideia de "quando" irá morrer.

Eu fazia.

Como já contei, tudo indicava que seria "em pouco tempo". Meses. Não é algo agradável de saber. O sentimento natural de todo ser humano é achar que existe um futuro pela frente, que ainda há muito por acontecer, que ali adiante haverá dias aventurosos, prazeres surpreendentes, belas tardes de sol, talvez até pequenas glórias inesperadas. Intimamente, ninguém cogita que deixará de existir. O que sentimos, nossos desejos, nossa história, como é que tudo isso simplesmente desaparecerá? Como é que o mundo vai se virar sem a nossa presença? Eles não vão conseguir.

Freud dizia que, no inconsciente, cada um de nós está persuadido da sua imortalidade. Dizia, também, que nos é impossível imaginar a própria morte. "Sempre que tentamos representá-la, podemos perceber que, na verdade, ainda estamos presentes como espectadores."

Talvez por isso creia que não sinto medo da morte. Porque, ainda que ela às vezes pareça próxima, cevo a esperança de que se torne distante, que seja só um susto e que a aventura vai continuar. Mais: experimento, a cada dia, a irracional e deliciosa sensação da imortalidade.

Sabe por quê? Porque estou vivo.

Eu estou vivo!

Foi por isso que decidi escrever esse livro que você tem diante dos olhos. Para falar da vida, não da morte. E dessa curiosa experiência no limiar entre elas.

Aprendi que falar disso não me faz mal, como acreditava a minha avó, e faz bem às pessoas que ouvem. Faz bem a quem, de alguma forma, convive com essa ou outras "doenças ruins". Faz bem a quem, simplesmente, tem interesse em saber como é lidar com certas contingências da vida. Ou do possível fim da vida.

Assim, vamos lá.

2

Esse câncer, eu o descobri quase por acaso. No verão de 2013, comecei a sentir uma dor no meio do peito, à altura do esterno. A dor quente, latejante, aumentava a cada dia. Doía no gerúndio – estava acontecendo. Não era algo que já tinha acontecido, chegado ao seu auge e que poderia parar logo adiante. Era algo em inquietante progressão.

Os médicos não sabiam o que podia ser. Pediam carradas de exames; nada de suspeito aparecia neles. Um médico mandou que colocasse gelo no local. Passei duas semanas pressionando um saco plástico cheio de cubos de gelo no peito, e a dor só piorava. Já estava insuportável, quando os médicos resolveram que seria necessária uma tomografia.

Nunca havia passado por uma tomografia. Fiquei apreensivo. Mas, na manhã em que saí de casa para fazer o exame, uma linda sexta-feira azul e amarela, de céu aberto e sol quente, Dia da Mulher, 8 de março, naquela manhã sentia-me feliz. Dirigi para o hospital ouvindo música no rádio do carro e, a despeito da dor, cantarolava pelo caminho a poesia imortal de Belchior.

"Meu bem, guarde uma frase pra mim dentro da sua canção.

Esconda um beijo pra mim nas dobras do blusão."

O beijo da amada preso à altura do umbigo, seguro no tecido do blusão. Quase via essa imagem.

"E o meu coração selvagem tem essa pressa de viver."

Pressa de viver. Quando a morte não estava por perto, eu tinha mais pressa de viver. Não deveria ser o contrário?

Hoje bem poderia pedir para a vida, como pediu Belchior: vida, pisa devagar, meu coração, cuidado, é frágil.

Hoje não tenho pressa de viver.

Por que cantava, mesmo sentindo dor?

Por ter certeza de que a dor passaria. A verdade é que sou um otimista.

Não.

Pensando bem, não.

Não sou exatamente um otimista, e sim um realista apreciador da vida. Aceito as vicissitudes da existência como naturais, não fico procurando sentido em tudo. Você não é necessariamente culpado pelas coisas ruins que lhe acontecem, nem necessariamente merecedor das boas.

Vou me socorrer de Freud mais uma vez. Tenho cá nas minhas estantes um ótimo livro intitulado *A arte da entrevista*, organizado por Fábio Altman, publicado pela Scritta em 1995. São várias entrevistas concedidas por homens célebres que viveram nos séculos XIX e XX, entre eles o gênio que inventou a psicanálise e descobriu a grande verdade: que as mães (ou seja, as mulheres) são culpadas de tudo. Pois são!

O entrevistador de Freud foi o jornalista americano George Sylvester Viereck, que o encontrou em sua casa de veraneio nos Alpes Austríacos, em 1926. Freud tinha então setenta anos de idade e o câncer já lhe devorava o maxilar. Treze anos depois, não suportando mais a miséria e a dor causadas pela doença, pediu para que seu médico de confiança lhe abreviasse a vida e o padecimento com três superdoses de morfina. Morreu em paz, suavemente, como se deve morrer.

Três superdoses de morfina. Se um homem precisar, onde haverá de encontrar?

Mas por ora estou mais interessado em superdoses de cerveja. Não uísque. Uísque mata. Lembre-se disso: uísque mata, e nós não queremos morrer.

Mas a entrevista.

Viereck abre a entrevista com ponderações de Freud exatamente sobre certos dramas inexoráveis da existência, como a velhice e a doença.

"Setenta anos de idade me ensinaram a aceitar a vida com alegre humildade", disse ele, passeando pelos jardins da sua casa alpina. "Ainda prefiro viver a morrer. Talvez os deuses sejam generosos conosco, tornando a vida mais desagradável à medida que envelhecemos. No final, a morte parece mais tolerável do que os muitos problemas que temos de enfrentar."

Freud como que antecipava seu fim com essa declaração. Prosseguiu:

"Por que eu devia esperar por algum privilégio? A idade, com seus visíveis desconfortos, chega para todos. Ela atinge um homem aqui, outro lá. O seu golpe sempre atinge uma parte vital. A vitória final sempre pertence ao Conqueror Worm".

Aí Freud se referia a "O Verme Conquistador", poema de Edgar Allan Poe:

Acendam – acendam as luzes – todas elas
E acima de cada forma trêmula

A cortina, um pano mortuário
Desce, com a fúria de uma tempestade,
E os anjos, todos pálidos e lívidos,
Levantando, revelando, afirmam
Que a peça é a tragédia "Homem",
E seu herói o Verme Conquistador.

Freud continuou:
"Não me revolto contra a ordem universal. Afinal, vivi mais de setenta anos. Eu tive o que comer. Desfrutei de muitas coisas – do companheirismo da minha esposa, dos meus filhos, do pôr do sol. Eu vi as plantas crescerem na primavera. Algumas vezes recebi um aperto de mão amigo. Uma ou duas vezes encontrei um ser humano que quase me entendeu. O que mais eu posso querer?".

Lindo.

O que Freud queria dizer em 1926, e o que quero dizer agora, é que viver é bom.

Então, sentia-me feliz, quando me dirigia para aquele exame. Nem suspeitava do que ocorreria nas horas seguintes.

3

Na sala de espera do hospital da Santa Casa, sentei-me ao lado de uma mulher de uns 55 anos que, já no primeiro minuto do primeiro tempo, olhou-me e perguntou:
– Tomografia?
Eu:
– É...
E ela começou a contar que tinha câncer e que vivia fazendo tomografias e que não gostava do contraste via oral e tudo mais.
Encarei-a com compaixão, como se estivesse olhando para uma moribunda. Devia ser terrível saber-se com câncer, pensei. Devia ser algo como conviver com uma ameaça de morte eterna. Como ser um Salman Rushdie sem livro publicado. Pobre mulher. Disse-lhe que aquele não era o meu caso, não, de jeito nenhum, eu devia ter só uma inflamação vulgar em um músculo do peito ou em algum nervo insignificante, mas não tão insignificante que não fosse capaz de causar dor.
– Que bom. Sorte sua – ela disse, e voltou a se lamuriar, a relatar pormenores de seu sofrimento. Ouvi em silêncio. Não por interesse, por educação.
Em seguida, a enfermeira chamou-me para fazer o exame. Respondi a algumas perguntas acerca do meu estado de saúde. Minha saúde era perfeita. Sólida como as convicções dos comunistas. Nunca havia sido internado em um hospital, nunca havia sido operado, não tomava remédios, nem resfriado ficava. Nunca fumei, praticava esportes, nadava todos

os dias, não usava drogas, me alimentava bem, dormia bem, nem sabia o que fazia ali.

Sentia-me orgulhoso da minha fortaleza física, mas a enfermeira não pareceu impressionada. Enfiou-me um cano na veia do braço direito e conduziu-me gentilmente para baixo da máquina.

Há quem se assuste com tomografia e, como já contei, eu mesmo estava um pouco apreensivo. Não é preciso. Tomografia não dói, salvo a picada da agulha no braço. Não há nenhum desconforto, além da necessidade de ficar absolutamente imóvel na cama do aparelho. Você não precisa fazer nada. Sou bom em não fazer nada, por isso minhas tomografias têm sido um sucesso. Você pode dizer tudo de mim, menos que não sei ser tomografado.

Naquela minha primeira tomografia, a primeira de muitas, porém, o resultado não foi conclusivo, a despeito do meu comportamento exemplar. Os médicos ficaram intrigados. O radiologista veio lá de dentro da sala dele, parou ao lado da cama em que eu estava deitado e perguntou:

– Você nos autoriza a fazer uma nova tomo, uma completa do abdômen?

Não era uma pergunta alvissareira, mas é claro que autorizei. Passei pela nova tomografia sentindo um laivo de aflição. O que estava acontecendo ali? Quando terminou, o radiologista voltou, e eu quis saber:

– Por que o exame do abdômen?

– Vem comigo. Vou mostrar.

Ele me levou até a sala onde estavam as telas dos computadores. Apontou para uma imagem:

— Aqui estão os seus rins. O direito — mostrou com o dedo e fez o mesmo dedo correr alguns centímetros para o lado. — O esquerdo.

E vi.

Vi.

Vi o rim esquerdo com o dobro do tamanho do direito e com uma grande mancha escura a lhe tomar terreno. Arregalei os olhos.

— Câncer — balbuciei.

O radiologista tentou contemporizar.

— Temos que falar com seu médico antes...

— Não... Eu estou vendo... É câncer — e levei a mão ao peito. — E estou com metástase, já que vocês descobriram por causa dessa dor...

— É preciso calma — observou o médico, atencioso, já querendo me consolar.

Mas já não havia mais consolo. Comecei a pensar em tudo o que esperava por mim, depois daquela descoberta, e pedi para me sentar. Fui levado até uma cadeira encostada à parede. Estava ainda com os tubos enfiados na veia. Aquilo me incomodava. Pensei em pedir para alguém que me tirasse aquele troço do braço, mas a ideia de estar com câncer me dominava de tal forma que não conseguia mais nem falar. Decidi lavar o rosto para me recompor. Olhei para a porta do banheiro, lá adiante, no fundo da sala. Parecia um lugar distante... Será que conseguiria ir até lá?

Então desmaiei.

Desmaiei. É vergonhoso, mas é verdade. Desmaiei de horror, de medo, de antecipação do sofrimento.

Quando acordei, estava cercado de enfermeiras, umas cinco, seis. Elas riam. Brincavam comigo. Tentavam descontrair.

– É normal – diziam. – É normal.

Em pouco tempo, me recuperei. Fui ao médico que havia pedido a tomografia, no prédio em frente. Ele confirmou o meu próprio diagnóstico:

– É câncer. Você vai ter que ir a um nefrologista. Marco para quando?

– Para o quanto antes.

– Vou procurar o melhor.

Ele ligou para o dr. Ernani Rhoden. Falaram-se rapidamente.

– Quatro da tarde está bom para você?

– Está bem.

– Marcado.

Era cerca de uma da tarde. Fui para casa, almocei, escrevi a página de domingo e mandei, por e-mail, o texto para o jornal.

Essa página, a proposta dela era a leveza. Tentei não a descaracterizar, apesar das apreensões do dia, que prometiam se transformar em apreensões duradouras. Era uma página com tópicos, apesar de tratar de um único tema. Vou reproduzir o texto que foi publicado, para que você julgue se consegui.

Ao longo dessa narrativa, vou tomar emprestadas outras crônicas que já publiquei, porque elas dão a medida exata do que estava sentindo no momento que escrevi. De certa forma, essas crônicas são o meu diário. Quando as releio, sei o que senti. E sinto de novo.

Segue a que escrevi em 8 de março de 2013, o dia em que descobri que tinha o mal do qual não se diz o nome.

O QUE O HOMEM GOSTA NA MULHER

Resolvi escrever sobre as mulheres durante toda a Semana da Mulher. Mas não por causa delas, e sim por nossa causa, nós, homens. Porque o centro da nossa vida é a mulher, e o centro da vida delas não, não é o homem – é outra coisa sobre a qual um dia escreverei.

Assim, não sendo o centro de nada, nós homens estamos na periferia de tudo, somos coadjuvantes. Precisamos, pois, ser acarinhados e homenageados como compensação por tamanha insignificância, e a Semana da Mulher cumpre esse papel ao festejar o caule da nossa existência, aquilo de que mais gostamos e que mais nos atormenta, a razão das nossas alegrias e aflições, a costela que nos foi arrancada e da qual sentimos falta a cada respiração.

A mulher.

1. Beleza e espírito

Tenho que dizer, a despeito dos narizes torcidos das feministas, que nós homens preferimos as mulheres belas. Sim, a beleza nos comove, somos todos olhos nos primeiros contatos.

Nos primeiros.

Depois, muda, vai mudando. Porque a mulher precisa ter espírito, também. Senão, o que sustenta a conversa e o feitiço entre a taça de champanhe de abertura e o cálice de conhaque de encerramento de um longo e dispendioso jantar em um restaurante francês?

Espírito. Sim, senhor.
E que gêneros de mulheres têm beleza e espírito?
Direi logo ali.

2. Lindas e mudas

Não procure mulheres de beleza e espírito entre as modelos. As modelos são lindas, óbvio, ou não seriam modelos "de beleza". A profissão de uma modelo é ser bonita. Mas uma modelo, o que uma modelo faz? Ela caminha pela passarela colocando um pé diante do outro, faz cara de braba, para, estica o pescoço, gira e vai embora. No fim do desfile, ela aparece sorrindo e batendo palmas atrás do costureiro, hoje promovido a estilista.

E só.

Uma modelo é muda. Não está acostumada às palavras. Logo, não está acostumada a raciocinar. Quando ouço a Gisele Bündchen falando, estremeço. Sinto que há alguma coisa errada ali. A voz dela não passa confiança, sei que ela não está pensando no que fala, que é tudo ensaiado. Muito esquisito. Não, não procure mulheres de espírito entre as modelos.

3. Lindas, mas às vezes brabas

As atrizes, sim. As atrizes têm de ler e compreender textos. Ou seja: elas precisam pensar. Então, você pode encontrar mulheres belas e de espírito entre as atrizes.

Pegue uma Ava Gardner, aquela que o escritor Jean Cocteau definiu como "o mais belo animal do mundo". Ava Gardner hipnotizava os homens com sua beleza, mas os escravizava com seu espírito. Foi casada umas quatro ou cinco vezes, uma delas com Frank Sinatra. O bilionário maluquete Howard Hughes era apaixonado por ela. Ela, não. Ava gostava de Hughes, mas não a ponto de entregar-lhe a alma. Desesperado de ciúmes, o ricaço contratava detetives para vigiá-la. Uma noite, Ava se preparava para sair com outro homem e bateram-lhe à porta. Eram os capangas de Hughes, que lhe informaram que o patrão a esperava. Ava respondeu que ele podia ficar esperando o quanto quisesse, porque ela sairia com outro.

– Ele não vai gostar nada disso – observou um dos brutamontes. Ava deu de ombros e saiu. Voltou tarde da noite, recolheu-se, adormeceu e, alta madrugada, acordou com a sensação de que havia alguém no seu quarto. Havia mesmo. Era Hughes, possesso. Começaram a discutir. Ele desferiu um soco no olho dela, que inchou instantaneamente. Ava, mesmo caolha, armou-se de um sino de bronze e desceu-o na cara do bilionário, que saiu cambaleando, sangrando e cuspindo dentes no tapete. Foi direto para o hospital.

Mais tarde, eles fizeram as pazes. Ava perdoou, mas Hughes teve de colocar pivô.

Belas frases de belas

Vou citar algumas frases de lindas atrizes, para você constatar o que elas tinham além da beleza. Primeiro, da nossa fera Ava Gardner, e a primeira frase que destaco foi comprovada por Hughes:

Ava Gardner
"Quando eu perco a calma, queridos, vocês não encontram em lugar nenhum."

"No fundo, eu sou muito superficial."

"Quero viver até os 150 anos, mas no dia em que eu morrer, desejo que seja com um cigarro em uma mão e um copo de uísque na outra."

"O que eu realmente gostaria de dizer sobre o estrelato é que ele me deu tudo o que eu nunca quis."

Mae West

A atriz frasista campeã é Mae West, sem dúvida. Beba de algumas:

"Ama teu próximo. Mas, se ele for alto, moreno e bonitão, será bem mais fácil."

"A melhor forma de se comportar é comportar-se mal."

"A virtude tem suas vantagens, mas não dá bilheteria."

Sharon Stone

A nossa loira Sharon Stone foi quem disse exata e precisamente o que eu disse nesse texto. A frase imortal de Sharon, tão imortal quanto sua cruzada de pernas, é a seguinte, em palavras publicáveis em um jornal de família como esse:

"A união da inteligência com a (nome chulo do órgão sexual feminino) é invencível."

E é.

Outra boa da Sharon:

"O humor é uma forma de ser valente."

E é.

4

É CLARO QUE ESSA ÚLTIMA FRASE, da loira Sharon, eu a reproduzi a fim de dar coragem a mim mesmo, de me convencer de que o humor seria uma forma inteligente de enfrentar o que viria a seguir.

E é.

Assim que pinguei o ponto final na coluna, olhei para o lado de fora da biblioteca e vi minha mãe chegando, a preocupação rebrilhando-lhe nos olhos castanhos. Ou talvez ela já estivesse lá, não lembro, mas lembro com clareza da sua expressão aflita.

Minha mãe é a clássica supermãe. Com suas razões. Criou sozinha os três filhos, eu, minha irmã Silvia e meu irmão Régis. Quando o Régis tinha um ano de idade, a Silvia cinco, e eu oito, meu pai foi embora para sempre. Falei sobre isso numa crônica que escrevi na virada de 2007 para 2008. O título é "Certa noite de chuva".

Na época eu participava de um programa da Rádio Atlântida, o "Pretinho Básico". É um programa divertido, nós contávamos piadas e comentávamos alguma notícia do dia sempre de forma bem-humorada, como se fôssemos amigos em uma mesa de bar. E somos amigos mesmo, gosto muito de todos os integrantes. Era um prazer participar do programa, nós ríamos muito e saíamos do estúdio mais leves do que quando havíamos entrado.

Naquele dia, o dia em que publiquei "Certa noite de chuva", o condutor do programa, o Alexandre Fetter, tomou de um exemplar da *Zero Hora* e anunciou que leria o texto no ar. Quando ele terminou, meus amigos estavam com os olhos marejados. A emoção deles me emocionou também. Eis a coluna.

Chovia muito no último dia em que vi meu pai. Eu estava com oito anos de idade e padecia na cama com 40°C de febre. Amígdalas.
Meus pais tinham se desquitado havia já alguns meses. Eu, meus irmãos e minha mãe morávamos num apartamento de um quarto na Assis Brasil. Ele foi nos visitar e se deparou comigo tiritando sob a coberta.
Lembro com nitidez daquela noite, dele parado à soleira da porta do quarto, de pé, olhando-me, e minha mãe ao lado, com o papel da receita do médico na mão. Ele tomou a receita e ofereceu-se para ir à farmácia. Deu as costas para o quarto, mergulhou na escuridão do corredor e foi embora. Nunca mais o vi.
Logo depois ele se mudou para outro estado, no Centro-Oeste, e lá construiu o resto da sua vida. Um dia de 2001 alguém me disse:
– Teu pai morreu ontem.
E eu não sabia o que sentir.
Não conto essa história com ressentimento. Porque acho que entendo o que aconteceu com meu pai, naquela noite de chuva. Ao sair do apartamento, ele de fato tencionava comprar os remédios.
– Vou comprar dois de cada! – recordo que ele disse.
Mas meu pai era alcoolista. Na rua, deve ter cruzado pela porta de um bar, ou com um amigo, e parou para beber. Quando deu por si, era tarde para ir à farmácia e tarde para

desculpar-se. Continuou bebendo, gastou todo o dinheiro e, no dia seguinte, envergonhado, preferiu não dar notícias. Assim passou-se um dia, e outro, e mais outro. De repente, havia transcorrido tempo demais para voltar atrás ou para dar explicação. Meu pai não enfrentou a própria vergonha, isso não é incomum. Acontece. É compreensível.

O que sempre me enfeitiçou nessa história, que, afinal, é parte da minha própria história, não foi o detalhe da desistência do meu pai. Não foi o abandono. Foi o momento em que meu pai decidiu entrar no bar. Uma decisão tão aparentemente irrelevante, tão fácil de ser tomada, dar dois passos da calçada em direção a uma porta aberta, e, ao mesmo tempo, uma decisão tão crucial. Fico pensando em como a vida é repleta dessas pequenas deliberações que podem alterar rumos e mover destinos. Fico pensando em todas as palavras espinhosas não ditas, nas vezes em que o sinal amarelo não foi cruzado, em que o gatilho não foi apertado, em que não liguei para ela, nas chances que deixei passar, e nas vezes em que fiz tudo isso, por bem ou por mal. Um passo, uma palavra, um gole, um pedido de perdão que não foi feito, e tudo muda. Mudou para meu pai. Mudou para mim. Neste fim de ano, o que desejo a todos é isso, que o passo seja certo, que a palavra seja macia, que o gole valha a pena. Que o perdão seja pedido. E concedido.

5

Essa é a história do último dia em que vi meu pai. Minha mãe ficou sozinha com os três filhos, sem posses, sem pensões e com o salário de professora primária de colégio estadual. Não era fácil sobreviver.

Estávamos em situação precária. Como os filhos ela não abandonaria, o que abandonou foi o magistério. Alguns meses depois daquela noite de chuva, minha mãe começou a vender coleções de livros da Abril Cultural.

Eu adorava aquelas coleções. Cevava-me nelas. "Conhecer" é a enciclopédia clássica, mas minhas preferidas eram "Grandes Personagens da Nossa História" e "Grandes Personagens da História Universal". A melhor coleção de gastronomia do país é a velha "Bom Apetite", mas essa só fui apreciar de fato quando morava sozinho e tinha de me virar na cozinha.

Adulto, consegui encontrar algumas daquelas coleções nos sebos e as comprei sofregamente. Tenho a maravilhosa "Gênios da Pintura", recomendo com entusiasmo. E também a "Enciclopédia da Luta Contra o Crime", hoje em dia defasada se você quiser lutar contra o crime, mas ainda uma leitura deliciosa se você quiser apenas saber sobre antigos casos de mistério ou conhecer velhos criminosos, como, por exemplo, Jesse James, o Estrangulador de Boston ou o Vampiro de Londres.

Essas coleções, a venda de cada uma delas correspondia a certa quantidade de pontos para o vendedor. "Conhecer", dois pontos; "Gênios da Pintura", três. Por aí. A soma de determinado número de pontos valia uma comissão maior no fim do mês ou algum brinde.

Um dia, a direção da editora anunciou que sortearia um carro entre os vendedores. Para concorrer, seria preciso acumular determinado número de pontos. Minha mãe ficou empolgadíssima. Ela precisava muito de dinheiro.

Antes de ela começar a vender os livros nós não tínhamos nem geladeira, nem TV, nem um monte de outras coisas que as pessoas têm. Por exigência do meu pai, saímos da casa em que morávamos no Parque Minuano, Zona Norte profunda de Porto Alegre, e fomos para um apartamento de um quarto na avenida Assis Brasil.

Tenho certo carinho pela Assis Brasil, porque cresci em suas cercanias, mas reconheço que, além de ela ser uma das mais extensas ruas do Estado, é também uma das mais feias.

Porto Alegre é uma cidade arborizada. Nos anos 70, um prefeito, Guilherme Villela, mandou plantar mais de um milhão de árvores nas ruas. Esqueceu-se da Assis Brasil. Talvez nem houvesse espaço para as amenidades do verde nessa avenida de subúrbio, de baixo comércio, alimentada pela afluência de ruazinhas de calçamento irregular, onde moram famílias de trabalhadores das classes C e D da capital.

Quero dizer, com isso, que não é exatamente agradável morar na Assis Brasil. E lá estávamos nós, naquele apartamento frio e desprovido de conforto, até que minha mãe decidiu comprar TV e geladeira a fim de suavizar nossas condições. Adquiriu-as em dezenas de prestações numa antiga loja de departamentos chamada Ibraco.

Lembro da minha mãe sentada na cama à noite, com os carnês no colo, fazendo contas, desesperada com os juros que inchavam o valor das prestações como se fossem uma infecção. Toda semana vinha uma cartinha da loja ou do SPC. Passei a odiar aquela Ibraco.

Quando minha mãe trocou o magistério pela venda de enciclopédias, as coisas melhoraram lá em casa, mas o apartamento continuava ruim como no dia em que ela o alugou: apertado, encardido, tomado por baratas. Eu detestava o apartamento e o edifício tanto quanto a loja Ibraco. Às vezes ainda sonho com aquele lugar, e nunca é um sonho bom.

Então, precisávamos sair de lá, e minha mãe contava com o sorteio do carro para isso. Eu achava comoventemente ridícula aquela esperança: imagine, apostar tudo em um sorteio, apostar no imponderável. Aos oito anos de idade, era mais cético do que ela. Talvez os embates com meu pai tenham me amadurecido precocemente. Minha mãe conta que, aos cinco anos de idade, eu o confrontava quando ele chegava bêbado em casa. Apontava-lhe o dedo e acusava:

– Irresponsável!

Aí, claro, ele me batia.

Minha mãe tentava evitar que entrássemos em conflito. Quando meu pai vinha chegando, quase sempre bêbado, ela mandava que eu e minha irmã corrêssemos para a cama e fingíssemos que estávamos dormindo. Do escuro do quarto, cheios de medo, escutávamos as vozes alteradas dos dois, que discutiam na cozinha.

Meu pai era daquela geração de homens que se desnorteou com as mudanças do mundo. A nova liberdade sexual e a velha necessidade de prover uma família convivendo juntas. Ele havia casado jovem, como era norma na época – 22 anos. Certamente havia ânsia de liberdade nele e o casamento lhe parecia uma prisão. Lembro de um domingo de sol em que eu estava brincando no pátio, e minha mãe, ao aprontar o almoço, pediu:

– David, vai ali ao clube e chama teu pai pra almoçar.

O clube ficava no fim do quarteirão. Nossa rua era tranquila e, naquele tempo, um menino de seis anos de idade podia sair para chamar o pai logo adiante, que não havia perigo. Então, fui. Encontrei meu pai sentado a uma mesa, bebendo com uns quatro ou cinco amigos.

– Pai, a mãe está te chamando pra almoçar – avisei.

Os amigos caçoaram:

– Ih, olha aí... a polícia veio te buscar...

Meu pai se tomou de brios de macho.

– Vou ficar mais um pouco. Espera aí, guri!

Aquilo me deixou ansioso. Fiquei parado ao lado da mesa, nervoso, insistindo:

– Vem pai, vem pai...

Ele não ia.

Quando finalmente se levantou, fraquejou das pernas. Saiu do clube cambaleando. Ao chegarmos à rua, caiu. Desabou no leito de paralelepípedos, encostado ao meio-fio.

– Pai! – eu chamava. – Pai!

Tentava erguê-lo, mas ele era pesado demais para mim. E agora? O que faria? Se o deixasse ali para ir chamar a mãe, algo podia acontecer com ele. Se ficasse, seria de pouca valia. Devia sair ou devia ficar? Sair ou ficar? Ainda estava neste impasse quando chegou um vizinho e acudiu. Ergueu meu pai e o levou para casa.

Esse contato com a realidade mais crua da vida deve ter sido a causa da minha maturidade precoce. Por isso, naquele episódio do sorteio, duvidava e sentia pena da minha mãe: de onde havia tirado a ideia de que com certeza venceria?

Não sei de onde, mas o fato é que ela acalentava essa certeza. Por isso, batalhou a fim de somar os tais pontos necessários para entrar no concurso. Antes de sair para uma venda, ela me mostrava a foto do carro que estaria em disputa: um flamante Chevette, coisa mais linda. Eu olhava e balançava a cabeça, condescendente:

– Que bom, mãe...

Mas ela não conseguia reunir os pontos para entrar na disputa. Tinha de apresentá-los na segunda-feira e, no domingo, ainda faltava a venda de uma coleção. Um pontinho só. Minha mãe trabalhou naquele domingo desde cedo, pela manhã. Nada. À noite, *in extremis*, deixou minha irmã e meu irmão pequenos na casa da minha avó, pegou-me pela mão e anunciou:

– Vamos para o Parque Minuano.

O Parque Minuano era o nosso antigo bairro, em que ficava a casa de onde tivemos de sair quando ela se separou do meu pai.

No ônibus, perguntei qual era a ideia, e ela disse:

– Vou pedir ajuda para a dona Eunice.

Só de ouvir esse nome, estremeci. Dona Eunice era a diretora do Costinha, o colégio em que eu estudava e onde minha mãe havia trabalhado como professora. Ela era algo parecido com uma governanta alemã. Silenciava uma sala de aula sublevada só com o olhar. Os alunos a temiam, os professores a respeitavam, seu nome era pronunciado em voz baixa. Dona Eunice...

Mas ali estava uma diretora que se importava com a escola que dirigia. São as donas Eunices, disciplinadoras, atentas, exigentes, que fazem as boas escolas. Numa escola, como em uma empresa ou em qualquer outra instituição, alguém tem de tomar as decisões, alguém tem de ter iniciativa, alguém tem de ter autoridade, sem, é claro, precisar usar de autoritarismo. Em suma, alguém tem de mandar.

Dona Eunice mandava e esperava ser obedecida.

Obedeciam-na.

Pois bem. Ao chegarmos à casa dela, dona Eunice não me parecia aquele dobermann do Costinha. Não. Estava macia como uma recepcionista. Recebeu minha mãe com um sorriso e a mim com um carinho na cabeça. Sentamos no sofá da sala e minha mãe começou o seu discurso: estava ali para vender-lhe uma coleção de livros e, sim, ela acreditava naquelas coleções, sabia que qualquer uma seria ótima aquisição, mas não, naquela noite ela não iria defender a venda com argumentos em favor da qualidade dos livros, nada disso, ela estava ali para pedir ajuda. Exatamente. Para pedir ajuda. Precisava vender mais uma coleção, uma única coleção, para entrar em um sorteio que ela sabia que ganharia e que seria importante para a sua vida. Era o que tinha a dizer.

Dona Eunice ficou olhando para a minha mãe por alguns segundos e depois falou com sua firmeza típica:

– Vou te ajudar. Vou comprar essa coleção.

E comprou.

Minha mãe voltou exultante para casa, sorrindo sem parar, enquanto o ônibus trepidava pela Assis Brasil e, exultante e sorrindo, foi para a cama. O sorteio seria realizado na noite seguinte.

Na segunda-feira, não lembro de ter visto dona Eunice na escola, mas lembro de passar o dia pensando no inexplicável otimismo da minha mãe. E sentindo pena dela. Lembro também de quando ela se despediu de nós, toda alegre, no fim do dia, antes de ir para o concurso. Deu um beijo em mim e nos meus irmãos. Acenou para o meu avô, que ia dormir no sofá, e saiu faceira.

Eu dormia na parte de baixo de um beliche. A minha irmã dormia na parte de cima. O meu irmão na cama da minha mãe. Fui acordado de madrugada. Era a mãe, que sacudia meus ombros:

– Ganhei, David! Ganhei!

Esfreguei os olhos:

– Hein?

– Ganhei!

Ela ganhou. Incrivelmente, ela ganhou. Essas coisas não acontecem, mas daquela vez aconteceu. Ela ganhou.

6

Nem vimos o Chevette. Minha mãe vendeu-o sem sequer tirar da loja. Usaria o dinheiro para adquirir algo importante para nossas vidas, mas, antes disso, fez uma concessão ao prazer: anunciou que nos levaria para almoçar fora, eu, meus irmãos e meu avô. Quando ela falou em ir a um restaurante, me assustei.

– Mãe, tu vai gastar essa fortuna?

Era muito mais caro comer naquela época. Mesmo comer em casa era mais caro do que hoje. Raramente tínhamos batatinha frita à mesa, porque, para fritá-las, era necessário derramar dois dedos de azeite na frigideira, e o azeite era coisa valiosa. Camarão, só de ano em ano. Nos domingos íamos almoçar na casa do meu avô, no bairro Navegantes. Pegávamos dois ônibus. No caminho entre uma parada e outra, minha mãe dizia para mim e para minha irmã:

– Vão olhando para baixo. Se acharmos cinco cruzeiros, compramos um galeto assado.

Referia-se aos tradicionais galetos de "televisão de cachorro", aqueles fornos envidraçados, com espeto rotatório, que existem em botecos de subúrbio. O galeto fica douradinho e eles colocam junto mais um punhado de polentas fritas, além da salada de batata. Uma delícia.

Eu pensava no galeto e na nota de cinco cruzeiros, azul, linda, com o Tiradentes na efígie. Nunca achamos dinheiro nenhum. Nunca comemos o galeto da televisão de cachorro, a não ser em datas especialíssimas em que sobrou algum dinheiro.

Mas agora minha mãe queria comemorar sua boa sorte. Fomos à Churrascaria Santa Tereza, na Assis Brasil, perto do Hospital Cristo Redentor, onde nasci.

Para mim, foi um lauto banquete. Sentia-me como se estivesse jantando no Palácio de Buckingham, com a rainha na ponta da mesa. E era só uma churrascaria de subúrbio... Quando minha mãe pagou a conta, fiquei olhando para todo aquele dinheiro consumido num único almoço. Uma gastança. Era assim que os ricos viviam, pensei.

O resto do dinheiro da venda do Chevette minha mãe juntou com o que havia recebido da venda da casa no Parque Minuano e deu de entrada para a compra de um apartamento na Coorigha, blocos de edifícios encravados no pâncreas do IAPI.

O IAPI é parte fundamental da minha vida. Tenho de falar a respeito. Mas, antes, preciso retornar àquele dia sombrio de março. Como havia dito, vi minha mãe chegar, e vi a preocupação em cada linha de seu rosto.

7

Eu já estava pronto para sair. Ela pediu para me acompanhar e assistir à consulta. Minha mulher, a Marcinha, também queria ir. Mas, para mim, aquela consulta seria muito... íntima. Disse que não queria ninguém comigo naquele momento. Elas relutaram, mas acabaram concordando. A Marcinha ficou em casa, esperando notícias. Minha mãe pediu que a deixasse na rua do consultório do médico, que era perto do apartamento em que ela morava. Foi o que fiz. Depois de estacionar o carro, me despedi rapidamente e fui ver o médico.

O dr. Rhoden foi prático e objetivo. Gosto disso. Conheço pessoas que preferem não saber o que está acontecendo com elas, em caso de doença séria. Para mim é importante saber tudo, por pior que seja este tudo.

O dr. Rhoden disse que o "tudo" era um tumor de quase dez centímetros que havia se desenvolvido no meu rim esquerdo. Dez centímetros é quase o órgão inteiro: um rim mede cerca de onze centímetros. Aquilo podia estar crescendo havia dez anos.

Dez anos...

Curiosamente, no ano anterior havia feito check-up, inclusive com ecografia dos rins. Disse isso ao médico.

– Às vezes o tumor está na parte de trás e não aparece na ecografia – explicou ele.

Com uma lesão daquele tamanho, não havia outra saída, senão a nefrectomia total. Isto é: retirada do rim.

O dr. Rhoden perguntou se eu queria pedir uma segunda opinião ou pensar um pouco. Respondi que não. A situação estava bem clara.

— Vamos resolver logo — pedi.
— Operar já?
— Isso.
— Quando?
— O mais rápido possível.
— Amanhã?
— Amanhã.

O dr. Rhoden se mostrou tão prático quanto competente. Deu alguns telefonemas e marcou a cirurgia para as 9 horas da manhã seguinte, um sábado. Eram cinco da tarde. Às seis, teria de me submeter a uma nova tomografia, para examinar o cérebro. Tinha pouco tempo. Saí do consultório com a ideia de ir direto para o hospital, a fim de fazer a tomo.

Na porta do prédio, surpresa: minha mãe estava à espera. Não me incomodei. Provavelmente teria feito o mesmo, se estivesse no lugar dela. Contei sobre a consulta. Contei sobre a operação. Não lembro do que conversamos. A cena seguinte que me vem à memória sou eu dentro do meu carro, atrás do volante, angustiado com o engarrafamento da avenida 24 de Outubro, pensando que tinha de chegar na hora para fazer a segunda tomografia do dia, a segunda da minha vida, a segunda de muitas que viriam.

Preso no trânsito, cometi uma infração: liguei para a diretora de redação da *Zero Hora*, a Marta Gleich, e avisei que um inconveniente tumor me impediria de trabalhar nos dias seguintes. A Marta ficou chocada. Perguntou o que poderia fazer para me ajudar. Agradeci. Não havia muito a fazer, a não ser o que eu já estava fazendo.

Quando cheguei ao hospital, minha mulher, a Marcinha, e minha irmã, a Silvia, já me aguardavam no saguão. Havia alguma burocracia a resolver.

Que sensação, essa. Você levou um xeque-mate, você não está numa situação-limite, porque o limite já foi ultrapassado: você já se deu mal. E, ainda assim, tem de assinar papéis, mostrar documentos, conversar civilizadamente com as outras pessoas sobre o tempo. Que tempo? Que calor? Que frio? Eu vou morrer, cara! Me deixa sair daqui, vão todos à merda, vou agora fazer o que tem de ser feito, o que já deveria ter feito, o que eu quiser fazer, sem hipocrisias, sem freios, sem me importar com nada, eu vou... eu vou... Vou o que mesmo? Vou assinar esse papel aqui. Não tem saída. Xeque-mate. Está muito quente hoje.

Assim, passei por mais uma tomografia no cérebro, e esta apontou que não havia problema algum.

Voltei para casa levemente desorientado. Entrei e vi a sala cheia de pessoas que tinham vindo se solidarizar comigo. Mas eu não sentia muita vontade de conversar. Fui à geladeira e peguei uma cerveja. Alguém, acho que a Marcinha, questionou se não fazia mal beber horas antes de uma cirurgia. Pensei por alguns segundos. Olhei para a garrafinha na minha mão. Estava branquinha de tão gelada. Abri. Precisava daquela cervejinha, mas confesso que já tomei melhores na vida.

Que noite aquela, senhores! Sabe a música do Rei? "Por que é que eu rolo na cama?" Era eu. Cochilava. Acordava. Cochilava de novo. Acordava.

De manhã, antes das sete horas, estava sentado em um banco em frente de casa, esperando a minha irmã, que ia nos levar para o hospital.

Em geral, sou bem-humorado mesmo diante dos reveses da vida, mas naquele momento não conseguia nem sorrir. Não que não quisesse. Não conseguia sorrir. Por mais que tentasse, não conseguia.

8

CERTA VEZ, QUANDO ERA REPÓRTER DE POLÍTICA, fui pautado para fazer uma matéria a respeito do então prefeito de Porto Alegre, Olívio Dutra. A ideia era passar o dia com ele. Um dia comum de trabalho na vida do prefeito da cidade.

Olívio Dutra é uma espécie de Mujica brasileiro. Era bancário quando começou na política e continuou com sua vida simples de trabalhador mesmo depois de ter sido eleito prefeito, deputado e governador do Estado. Olívio anda de ônibus pela cidade e ainda mora no mesmo apartamento do começo da carreira, na Assis Brasil, a avenida enfumaçada e barulhenta para a qual nos mudamos logo que minha mãe se desquitou do meu pai.

Foi neste apartamento da Assis Brasil que o encontrei no início da manhã, para irmos juntos à prefeitura. Entramos no ônibus que levava Olívio ao centro da cidade todos os dias. Ele seguiu todo o tempo de pé, segurando na barra de ferro presa ao teto, grave atrás de seu bigode de Rivellino; e eu ao lado, marcando-o como um Caçapava, de bloquinho na mão, observando suas reações e as dos demais passageiros. Chegamos ao ponto final e descemos. Olívio saiu caminhando rapidamente, como se quisesse fugir de mim, e acho até que queria mesmo, tocado pela velha desconfiança das esquerdas com a imprensa. Quase tinha de correr para acompanhá-lo. Em certo momento, o fotógrafo pediu:

– David, diz para ele sorrir. Pra sair na foto.

Virei-me para Olívio:

— Prefeito, o senhor pode sorrir, por favor? Vai ficar melhor na foto...

Olívio, sem parar de caminhar, sem nem me olhar, respondeu:

— Mas não estou com vontade de sorrir.

E não sorriu.

Naquele sábado da operação eu estava assim, sem vontade de sorrir. Provavelmente foi o único dia da minha vida em que não sorri nenhuma vez. Minha madrinha Sônia ainda fez alguma brincadeira quando eu estava tirando a roupa e vestindo o avental do hospital. Tinha boa intenção, queria que eu relaxasse, mas qual o quê. Não conseguia me concentrar em nada, pensar em nada, achar graça de nada.

Sem sorrisos, deitei na maca, inalei o gás anestésico e dormi.

Acordei com dor.

Muita, muita dor. Estava em uma sala ampla, deitado. O rosto da Marcinha pairava acima do meu. Ela sorria. Eu, não. Eu apenas gemi:

— Dor... dor... dor...

No início, ela não compreendeu a extensão da dor de que eu reclamava, porque continuou sorrindo, me fez um carinho no rosto e disse que estava tudo bem. Eu só conseguia repetir:

— Estou com dor! Estou com dor!

Doía-me o flanco de uma forma que não devia ser possível. Mas era. Bem... haviam-me tirado um pedaço.

— Ele está com dor! — gritou a Marcinha, enfim percebendo a urgência na minha voz.

E as enfermeiras começaram a falar umas para as outras:

– Liga para o doutor! Liga para o doutor!

Em meio à confusão da minha mente e à dor terrível do meu corpo, pensei: mas ainda vão ligar para o doutor?

Ligaram.

Em minutos, me deram uma dose de morfina e apaguei.

Schopenhauer dizia que a felicidade é a ausência de dor. Quando acordei, constatei essa verdade. Já estava no quarto, cercado pelas pessoas da minha família. Como aquele sujeito que, depois do tiroteio, apalpa o corpo para saber se não foi atingindo, fiquei alguns segundos em expectativa, para saber se a dor excruciante voltaria. Não voltou. As dores que sentia então eram suportáveis. Sorri, enfim. Ainda estava no jogo.

9

Os primeiros dias da minha vida como internado em um hospital foram estranhos. As 24 horas iniciais passei deitado, as costas apoiadas aos travesseiros, não conseguindo me mexer muito. No domingo à tarde, um enfermeiro entrou no quarto e disse que eu tinha de me erguer para sentar numa poltrona ao lado da cama.

Olhei para a poltrona. Com sonda enfiada no flanco, sonda enfiada no pênis, todo cortado e costurado, aquela poltrona parecia a um quilômetro de distância. Será que vou conseguir? O enfermeiro repetiu que era importante que me movimentasse, que era um passo decisivo para a recuperação e sei lá mais o quê. Então, vamos lá. Tenho de conseguir. O enfermeiro e meu irmão Régis me ombrearam, a fim de ajudar. Apoiei-me neles e comecei a fazer força para levantar.

E a sentir dor.

Aquela dor, outra vez.

Pus os pés para fora da cama. Enquanto fazia esse movimento, vi o rosto aflito da minha irmã. Ela parecia prestes a chorar. A coisa devia estar feia. Estava mesmo. A dor aumentava, e comecei a suar. Senti o corpo todo molhado, respirei fundo, avancei e sentei. A dor dava pontadas, o suor tornava-se mais grosso, tudo foi escurecendo e desmaiei. O segundo desmaio em menos de três dias. Ao acordar, pensei: espero que isso não se torne um hábito.

10

Não vou ficar desfiando todo o rosário de contratempos pós-operatórios daqueles dias. É tudo muito desconfortável. O curioso é que a aliança desse desconforto com a dor atenua a humilhação.

Porque há humilhação.

Por exemplo: você ter de tomar banho auxiliado por uma enfermeira seria, tecnicamente, humilhante. Mas não quando você sabe que PRECISA do auxílio da enfermeira. Aí, dane-se o orgulho.

Pois lá estava eu, caminhando como se fosse um patriarca do Velho Testamento, avançando de 20 em 20 centímetros pelo piso do quarto do hospital, todo cortado e amarrotado, sendo levado pelo braço para o banho por uma enfermeira no frescor de uns 22 anos de idade. Ela tinha cabelos castanhos e olhos verdes, era o tipo de mulher para quem você levantaria a sobrancelha esquerda, fincaria o cotovelo no balcão do bar e diria:

– Que tal um drink, garota?

Para uma mulher daquelas, qualquer homem quer fazer bonito, mesmo que não tenha nenhuma pretensão. Mas não eu. Não naquele momento. Naquele momento, o que eu queria era tomar banho com um mínimo de dor possível e voltar o quanto antes para o recôndito da cama. A enfermeira podia ser a Megan Fox ou o Mike Tyson, não faria diferença. Não fez. Quando ela me devolveu à cama, limpinho, gemi, com voz sumida, feito um senhorzinho:

– Obrigado, minha filha.

11

Outro caso sério são as atividades intestinais. "Obrar", como diria Dom Pedro I em carta para a Marquesa de Santos.

Depois da operação, fiquei uns dois dias sem obrar, devido às doses de morfina.

Só poderia receber alta se meu intestino voltasse a funcionar normalmente e, para que isso acontecesse, teria de interromper a morfina e suportar a dor com analgésicos convencionais. Concordei de pronto. Chega de morfina. Queria sair de uma vez daquele lugar.

O curioso é que meu filho não obrava também. Ele estava com cinco anos de idade e, desde que percebera que havia algo errado comigo, não "ia aos pés", como se diz no Rio Grande. Estava assim havia cinco dias. Quando eu já me sentia melhor, ele foi me visitar no hospital. Chegou ao quarto, sorriu, me deu um beijo e anunciou:

– Quero fazer cocô.

E fez, ali no banheiro do quarto mesmo.

Mas não vou me estender nesses assuntos escatológicos. Apenas quero sublinhar que, quando você está numa cama de hospital, tudo que é natural se torna ainda mais natural. Todas as vaidades ficam do lado de fora de um quarto de hospital.

12

Reencontrei minhas vaidades, bastante combalidas, ressalte-se, quando finalmente fui para o lado de fora, na quarta-feira.

Fiz uma série de exames nos dias seguintes, entre eles PET Scan e de sangue. Quando estava tirando sangue, a funcionária do laboratório me perguntou:

– Você não tem medo de agulha?

– Querida... – respondi. – Nos últimos dias, cortaram-me a barriga, tiraram-me um rim, me costuraram, abriram um buraco no meu flanco e lá me colocaram uma sonda. Uma outra sonda eles me enfiaram bem no canal do meu triste tico e depois tiveram que tirar num puxão só. Não... não estou com medo de agulha, ultimamente.

Mas estava como as minhas vaidades: combalido. Não caminhava direito, sentia dores e fraqueza.

Na sexta-feira, um grande amigo veio me visitar. Era o Adelor Lessa, jornalista de Criciúma. Morei em Criciúma nos anos 80, e foi um grande momento da minha vida, tanto que até hoje considero Criciúma como minha cidade de adoção. Sou um criciumense de coração, mas só fui conhecer esta cidade no dia em que me mudei para lá. Na verdade, pouco tinha ouvido falar de Criciúma, não sabia nada do lugar. Acabei indo para a cidade quase que por coincidência.

Aconteceu que, em 1984, ano em que completei o curso de Comunicação na PUC do Rio Grande do Sul, a maior empresa jornalística do estado, a Caldas Júnior, foi à falência. Todos aqueles jornalistas veteranos desempregados, e o foca aqui querendo trabalhar numa redação de jornal. Isso em um tempo sem internet. Quer dizer: não havia nem a possibilidade de fazer um blog, um site ou uma página por conta própria. Tudo indicava que se passaria muito tempo antes que eu conseguisse vaga em algum jornal.

Ninguém pode dizer que não tentei. Fiquei atento a eventuais oportunidades em jornais do interior. Abriu uma vaga em um jornal de São Jerônimo, cidade próxima a Porto Alegre, e me candidatei. Fui até lá para a entrevista de emprego e, em 2007, escrevi a respeito.

Eu estava duro, durango, duralino, eu estava desempregado, e eu estava em São Jerônimo. Havia passado toda a minha vida sem ir a São Jerônimo e agora estava em São Jerônimo, quem diria? Queria trabalhar num jornal de lá, não lembro qual – fui a São Jerônimo para a entrevista de emprego. Fazia calor de levantar fumaça do asfalto. Já no ônibus, um ônibus de linha, lotado, encardido, que parecia ter alguma peça solta, ou várias peças soltas, ou todo ele estava solto, o gênero de ônibus que o meu amigo Jorge Barnabé chamaria de humilhante, pois já no humilhante sentia-me de um jeito estranho. Nem sabia de que jeito me sentia, sabia que era estranho.

Imagino que nem todas as ruas de São Jerônimo sejam empoeiradas, mas as ruas pelas quais andei eram. Muito. A poeira pairava no ar, eu respirava poeira, e a poeira grudava-se no meu corpo e no meu rosto, misturada ao suor, transformando-se numa pasta escura e suja. Quando cheguei ao jornal em que pretendia trabalhar, a secretária, uma loirinha de minissaia bem curtinha, com umas pernas compridas cruzadas e o pezinho balançante, e um olhar azul completamente desinteressado do mundo, essa loirinha olhou para mim bocejando, perguntou o que eu queria e, quando respondi que era candidato à vaga de repórter, ela fez rá:

– Rá.

Uma risadinha. Por que ela deu aquela risadinha? Não entendi, não entendia nada naquele dia, nem como me sentia, mas, cinco minutos depois, a loirinha apontou para o editor-chefe, sentado três mesas adiante, no fundo da sala, e, passados mais trinta segundos, encontrava-me diante do tal editor-chefe. Bem. Ele me olhou como se compreendesse como me sentia, embora eu mesmo não soubesse direito. Era um sujeito de uns 35 anos, magro, alto, cabelo castanho. Sentava-se displicentemente atrás de uma escrivaninha, fazendo girar a cadeira de rodinhas para a direita, para a esquerda, para a direita, para a esquerda.

– Então, sua ideia é trabalhar aqui, não é? – disse-me de uma forma entre irônica e agressiva. Não entendi por que ele estava sendo entre irônico e agressivo. Em todo caso, respondi da melhor maneira que me ocorreu:

– É…

– Trabalhar aqui, ahn? – brincava com uma caneta Bic, passando-a de um dedo para outro da mão direita. Escorou-se na cadeira. Levantou uma sobrancelha. E falou em tom ainda mais alto: – Trabalhar aqui! É isso, ahn, rapaz?! Trabalhar aqui! Pois bem! Você sabe o que é isso aqui? Sabe o que é isso aqui???

E agora? Seria uma pergunta retórica? Esperei que concluísse a frase, mas ele não disse mais nada. Ficou me olhando. Provavelmente esperava a resposta. Ouvi a loirinha fazer, lá na frente:

— Rá.

Vacilei. Depois arrisquei:

— Um jornal?

Ele saltou da cadeira:

— Uma redação de jornal, rapaz! Isso aqui é uma redação de jornal! RE-DA-ÇÃO de jornal. E você quer trabalhar aqui: numa redação de jornal!!! É isso, não é??? Uma redação de jornal!!!

Cristo! O que eu deveria responder? Procurei em todos os escaninhos do meu cérebro por algo inteligente a falar. Não encontrei. Nunca encontro quando procuro essas coisas no meu cérebro. Encompridei o olhar para a loirinha. Ela continuava com as belas pernas cruzadas, o pé 36 balançando, observando a cena. Decidi colar uma expressão de inteligência no rosto. É uma expressão de inteligência que tenho aí.

— Uma redação de jornal. Entendo... — balbuciei, sacudindo a cabeça, como se tivesse compreendido alguma importante revelação que ele tivesse feito.

Ele me encarou por alguns segundos, aprumou-se na cadeira e:

— Muito bem! Nós entraremos em contato com você, rapaz! — em seguida, abaixou a cabeça e anotou algo em um pedaço de papel, e ficou lá, anotando. A entrevista havia acabado.

Antes de sair do jornal, ouvi a loirinha dizer:

— Rá.

Nunca mais vi a loirinha. Nunca mais soube do editor do jornal. Nunca mais voltei a São Jerônimo.

13

Depois disso, soube que o *Jornal do Povo*, de Cachoeira do Sul, procurava repórter. Parecia uma ótima ideia morar em Cachoeira, mesmo que fosse mais longe de Porto Alegre (3 horas de ônibus). Tinha uma ligação forte com a cidade, graças a um grande amigo, colega de faculdade e de trabalho, o Sérgio Lüdtke.

O Sérgio era meu chefe no Departamento de Promoção da Livraria Sulina. Na época, a Sulina era uma potência do mercado editorial gaúcho. Era livraria, editora, papelaria e distribuidora, tinha mais de vinte lojas em todo o estado e distribuía outras 65 editoras. Gostava de trabalhar lá. Visitava escolas, escrevia resenhas, acompanhava os autores que passavam pelo Estado. Foi assim que conheci o Henfil, histórico cartunista do *Pasquim*, o grande contista João Antônio, o aventureiro Amyr Klink, o carbonário Alfredo Sirkis, entre outros.

O Henfil era um sujeito divertido e muito simples. Estávamos em uma fase anarquista na faculdade, e o Sérgio contou isso a ele. O Henfil ficou intrigado: não sabia nada de anarquismo. Então, o Sérgio discorreu brevemente sobre seus autores preferidos na época, o francês Proudhon e o russo Bakunin. Mais uma vez, o Henfil confessou sua ignorância a respeito do tema: nunca tinha ouvido falar naqueles caras. Mais tarde, ao fazer em seu livro, *Diário de um cucaracha*, a dedicatória para o Sérgio, ele desenhou seus personagens. O Fradim gritava:

"Aiô, Bakunin!"

E a Graúna, perplexa, perguntava:

"Proudhon?"

Grande cara.

Já o Amyr Klink havia recém-escrito seu primeiro livro, *Cem dias entre céu e mar*. Ele contava como fez, sozinho em um barco a remo, a travessia entre a África e o Brasil. Acompanhei-o por toda parte no Rio Grande do Sul. Era um sucesso. Uma das filas de autógrafos durou mais de sete horas. Esperava encontrar um sujeito meio retraído, meio estranho. Afinal, ele passara cem dias sem a companhia de qualquer outro ser humano, no meio do oceano, e planejava empreender outras aventuras ainda mais radicais (como empreendeu). Mas não, Amyr Klink não é uma pessoa avessa às outras pessoas. Ao contrário: é amistoso e simpático. O clássico "gente boa". Contou-me uma história espetacular: ele morava em Paraty, na casa de uma senhorinha de oitenta anos de idade. Uma vez, discutiu feio com um amigo. Ele nunca tinha brigado na vida, mas, neste dia, enfureceu-se a tal ponto que quis desferir um murro no outro. Ergueu a mão e mandou um "mata-cobra" violento. Só que errou o alvo – acabou atingindo o vidro da janela da casa, que se quebrou e, como uma guilhotina, cortou sua mão à altura do pulso, deixando-a pendurada, presa por tiras de nervos e pele. O amigo, vendo-o mutilado e ensanguentado, desmaiou de horror. E a senhora com quem ele morava, ao ouvir o barulho do vidro quebrado, acorreu para ver o que estava acontecendo. Deparou com o Amyr Klink praticamente sem mão, coberto de sangue, e o corpo do amigo ao chão. Desmaiou também. E lá estava o Amyr Klink, tendo de se preocupar com a própria mão decepada e os dois corpos estendidos no chão.

Ele passou por mais de oitenta cirurgias para recuperar os movimentos da mão. Se você observar bem a foto do Amyr Klink chegando à Praia da Saudade, neste livro *Cem dias entre céu e mar*, verá a linha da costura em seu pulso.

Outro personagem maravilhoso que conheci foi o João Antônio. De todos, era o mais simples. Andava de chinelo de dedo em um tempo em que chinelo de dedo não era fashion – era coisa de sem-terra. Usava calças jeans surradíssimas, parecia que não as tirava nunca. Uma tarde, sentou-se nos degraus da escadaria do Viaduto da Borges, pediu que me acomodasse ao seu lado e pôs-se a discorrer sobre as limitações do texto jornalístico.

– Você leu meus livros? – perguntou.
– Todos.
– Como posso voltar a escrever lides, depois de ter alcançado esse tipo de linguagem?

Concordei com ele. A linguagem dos contos de João Antônio tinha o balanço de seus personagens. Se você ainda não leu *Meninão do caixote* e *Malagueta, perus e bacanaço*, faça isso logo. João Antônio tira o leitor para dançar.

Quanto ao Alfredo Sirkis, eu tinha enorme expectativa quando fui designado para acompanhá-lo. Ele havia sido guerrilheiro da VPR, participara dos sequestros dos embaixadores alemão, japonês e suíço, passara anos no exílio e escrevera pelo menos um clássico sobre essa época, *Os carbonários*. Esse livro é muito bom. Os que o sucederam, *Roleta chilena* e *Corredor polonês*, nem tanto, mas, ainda assim, são interessantes. Só que Sirkis estava em Porto Alegre para lançar um livro de ficção, *Silicone XXI*. A trama se passava no Rio de Janeiro de 2019, então um futuro distante.

Na fabulação, Sirkis não conseguiu repetir o "punch" de seus livros de memórias. Eu mesmo havia lido todos os livros e me interessava em perguntar sobre os que tratavam do regime militar, mas Sirkis não parecia disposto a entrar neste tema. Falava apenas do seu romance. Achei que fosse implicância comigo, até que o levei para uma entrevista de duas horas na televisão com a apresentadora Tânia Carvalho. A Tânia era uma estrela da TV do estado. Muito simpática, ela abriu o programa perguntando a Sirkis exatamente o que eu perguntaria: sobre seu tempo de guerrilheiro. Ele foi seco:

– Não quero falar sobre isso. Quero falar só sobre o meu romance.

E agora? A Tânia tinha duas horas de programa de TV para preencher, e o homem só queria falar de seu livro de ficção... Foi aí que vi uma craque em ação. Ela conseguiu levar a entrevista até o fim, apenas roçando no assunto da guerrilha. Não é qualquer jornalista que é capaz de fazer isso.

14

Eu e o Sérgio dividimos essas histórias literárias, digamos assim, e muitas outras mais. O Sérgio é de Cachoeira e lá ele liderava um bloco de Carnaval, o Alá-lá-ô. Acabou me levando para a cidade e para o bloco. Foram os melhores carnavais da minha vida. Cachoeira tornou-se minha primeira cidade adotiva, antes de Criciúma.

Por isso, a ideia de trabalhar em Cachoeira me agradava. Já estava me vendo na rotina da cidade, convivendo com meus amigos do Alá-lá-ô. Cheio de esperanças, apresentei-me ao editor-chefe do *Jornal do Povo*. Ele fez algumas perguntas rápidas e disse que me ligaria.

Nunca me ligou.

Definitivamente, não sou bom em entrevistas de emprego.

A salvação ocorreu em 1985, quando a RBS anunciou que lançaria um jornal em Santa Catarina, o *Diário Catarinense*. Candidatei-me a uma vaga, passei por uma série de testes na redação de *Zero Hora* e fui aprovado.

A nova situação me deixou animadíssimo. Nunca havia morado sozinho ou fora da Zona Norte de Porto Alegre. Tudo seria diferente.

Precisaria de algum dinheiro para me manter nos primeiros dias. Procurei a chefe do Departamento Pessoal da Sulina e fiz uma proposta: eles me demitiriam para que eu pudesse sacar o saldo do Fundo de Garantia. Em contrapartida, eu devolveria o que me fosse pago de multa, férias ou quaisquer outras taxas. Considerei um pacto justo. Afinal, o

Fundo já havia sido depositado mesmo, era dinheiro meu... Mas a chefe respondeu que não faria aquilo.

– Tu é que estás saindo – alegou. – Nós não queremos te demitir. Temos que começar a cumprir as leis neste país.

Argumentei que não tinha como me sustentar na nova cidade, que minha mãe estava sem recursos e que... Ela interrompeu e repetiu:

– Temos que começar a cumprir as leis neste país.

Aquela resposta me deixou chocado. Saí de lá triste. Minha mãe teve de reunir um dinheiro que não tinha, atrasar contas, inclusive o pagamento da sua aposentadoria, para que eu pudesse me mudar. Furioso, processei a empresa na Justiça do Trabalho. Mais tarde, arrependi-me desta decisão. Afinal, eu gostava de trabalhar lá, gostava da empresa, gostava dos meus colegas, dos chefes e dos donos da Sulina. A chefe do Departamento Pessoal havia errado comigo, ainda penso assim, mas, ora, quem não erra? E ela também era boa pessoa e também gostava dela... Devia ter deixado assim. Let it be, já ensinaram os Beatles. Mas fiz o que fiz. Paciência. Foi um de meus muitos erros na vida.

Jamais botei a mão em um centavo daquele dinheiro. Dei todo para a minha mãe, que pagou à Previdência o que faltava para se aposentar.

15

AGORA ERA O *DIÁRIO CATARINENSE*. Agora era vida de repórter. Agora era o que sempre quis.

O subeditor-chefe do *Diário* era o jornalista Emanuel Mattos, que mais tarde se tornaria um grande amigo. Ele me deu algumas opções de locais onde trabalhar: a editoria de Geral, em Florianópolis, ou as sedes de Lajes, Chapecó ou Criciúma. Escolhi Criciúma sem nem conhecer a cidade, só porque ficava mais perto de Porto Alegre.

Foi muita sorte.

Criciúma é uma cidade acolhedora. Lá fiz amigos que são mais do que amigos: são irmãos. Um deles é o jornalista Nei Manique. Ele era o coordenador da nossa sucursal. Hoje o Nei é quase um ermitão, não gosta de sair de casa, mas nos anos 80...

Naquela época, o Nei Manique tinha uma casinha de madeira no Lote 6, bairro da parte alta de Criciúma. A casinha virou nossa sede informal. Era lá que nos homiziávamos quando os bares, para nossa completa incompreensão, fechavam, e a noite se tornava inóspita.

Chegávamos já alegres, devido aos vapores etílicos. Na entrada, o Nei fazia séria advertência:

– Pessoal, esse é um bairro residencial. Aqui vivem famílias de trabalhadores. É preciso respeito! Portanto, peço que vocês cantem "Parabéns a você" bem alto, para que os vizinhos pensem que estamos comemorando um aniversário. De preferência, um aniversário de criança, que é mais inocente.

Cinco minutos depois, cada um com seu copo na mão, começávamos a cantar:

– Parabéns a você! Nesta data querida! Muitas feeeelicidaaaaades...

E no final: É pique! É pique! É pique, é pique, é pique! Rá! Tim! Bum! Joãozinho! Joãozinho!

Todo mundo achava que Joãozinho era um bom nome de criança aniversariante. Um nome clássico, pelo menos.

E seguia a festa. Todos animados, alguns casais já se formando, outros se deformando, e eu pensava: "Por que não reforçar para os vizinhos que estamos festejando o aniversário do pequeno Joãozinho?". Então, puxava:

– Parabéns...

E os outros paravam o que estavam fazendo para entoar:

– ...a você! Nesta data querida! Muitas feeeeeeelicidaaaaaaadesss...

Terminado o "Parabéns", alguns gritavam Joãozinho!, Joãozinho!, e a festa ia em frente.

Mais 45 minutos se passavam. Três ou quatro pares se embolavam pelos cantos penumbrosos, um discursava sobre como salvar o Brasil, outro dormia no sofá, oito ou nove Travoltas ondulavam em volta da mesinha da sala, e um gaiato rompia:

– PÁ!

E todo mundo, em coro:

– rabéns a você! Nesta data querida! Muitas feeeeeeeeliiiciiiidaaaadeeessss...

E outra boa hora era consumida e ninguém mais entendia o discurso do cara que queria salvar o Brasil, e um tentava tocar *Vento negro* ao violão e outros dois faziam miojo na cozinha e alguém gritava:

– PÁÁÁÁÁÁ...

E o coro vinha:

– ...rabéns a voooocê! Nesta data queriiiiidaaaa...

Cantávamos vinte, trinta Parabéns por madrugada. Desconfio que os vizinhos não se deixavam enganar. Mesmo assim, ninguém se queixava do barulho. Talvez pelo prestígio do Nei na comunidade, talvez por indulgência da vizinhança. O que é uma sabedoria. Afinal, uma festa serve para que as pessoas se divirtam, não é para fazer mal a ninguém. Let it be.

16

Em 1988, saí do *Diário Catarinense* para trabalhar exatamente com o Adelor Lessa, numa rede de rádios e TVs que existia então, a RCE – Rede de Comunicações Eldorado.

O Adelor Lessa, não vá se perder na história, é aquele amigo que foi me visitar na sexta-feira, dois dias depois que saí do hospital.

Na RCE, o Adelor era diretor. Ele me contratou para exercer um cargo de nome pomposo, "gerente geral de jornalismo". Bonito. Mas, na verdade, eu era um faz-tudo e, entre o tudo, estava editar o jornal da rádio, que era veiculado às sete da manhã. Isso me obrigava a acordar às cinco e meia da madrugada.

Oh, Deus, que tempo da minha vida! Noite ainda, as pessoas dormindo, os passarinhos dormindo, os cachorros dormindo, os elefantes dormindo, e eu acordado, trabalhando. Era um jornal imenso, de quase meia hora. Eu o editava sozinho, com o apoio de um dos repórteres, que ia para a emissora comigo.

Um deles era o Elias Pavani, um bom amigo, muito engraçado. Um dia, logo depois do jornal, fomos tomar um cafezinho no jardim da emissora. Olhei para o céu que clareava e comentei:

– Como as manhãs são bonitas...

Ele acrescentou, depois de beber um gole de café:

– Mas como eu gostaria de não vê-las...

Eu e o Elias, além de alguns outros técnicos e faxineiros, éramos os primeiros a chegar. Como àquela hora não houvesse ônibus para nos levar à redação, que ficava em cima do famoso morro Lote 6, do Nei Manique, a empresa mandava Kombis nos buscar. Quer dizer: Kombis, não; UMA Kombi.

Ocorre que éramos uns vinte. Ficava todo mundo apertado dentro daquela Kombi e uns tinham até de viajar de pé. Considerava aquilo perigoso e humilhante, e minha irritação aumentava ainda mais porque acordava tão cedo.

Um dia, avisei:

– Se amanhã a Kombi estiver desse jeito, não subo o morro!

No dia seguinte, lá veio a Kombi cheia de gente – eu teria de ir de pé. Pois não fui. Virei-me e saí a passo pela calçada, de volta para casa. A Kombi foi atrás de mim, buzinando, o motorista a implorar:

– Entra na Kombi, David! Entra!

Não entrei. Tiveram de mandar outro carro. Na manhã posterior, a empresa botou duas Kombis para fazer o transporte. Tornei-me ídolo entre os colegas. Garibaldi foi o Herói de Dois Mundos; eu, o Herói das Duas Kombis.

Lindo, mas a emissora havia contratado um executivo novo. O caso das Kombis deu ao homem a certeza de que eu era uma espécie de Lenin caboclo, um líder perigoso. Fui demitido sumariamente. Na verdade, ele classificou toda a redação como comunista e demitiu vários outros jornalistas, entre eles o Adelor Lessa.

Foi triste o Adelor ter sido dispensado junto, mas também foi uma sorte, porque ele tinha contatos e, antes mesmo de sair da emissora, sentindo que o clima estava ruim, passou a negociar com outra empresa, um diário que existe ainda, o *Jornal de Santa Catarina*, com sede em Blumenau.

Esse jornal havia sido adquirido por um conglomerado de empresários e estava cheio de planos grandiosos, entre eles montar uma sucursal forte no sul do estado, com base em Criciúma. O editor-chefe, o Luiz Mund, me ligou para perguntar quanto eu queria ganhar. Fiz um cálculo: meu salário era, digamos, mil sestércios. Pensei em pedir dois mil para ganhar mil e quinhentos. Pedi os dois mil. O editor:

– Feito.

Maldição! Por que não pedi três mil sestércios?

De qualquer forma, era um bom salário. O problema foi que, em seis meses, os empresários começaram a se desinteressar pela brincadeira de ter jornal e foram se retirando aos poucos. E o jornal começou a enfrentar dificuldades.

Deu-se o pavor: eles passaram a atrasar o pagamento. Primeiro, dois dias. Depois, uma semana. Duas. Até que não sabíamos mais quando nossas contas seriam reabastecidas. Era de enlouquecer.

Havia contas a pagar, os credores estavam nervosos. Comecei a passar cheques pré-datados. Um cheque cobria o outro, um cobria o outro, até que fiquei sem cobertura.

Um dia, o telefone da redação tocou. Era o Carlos Alfredo.

Estremeci.

Carlos Alfredo era o gerente do meu banco. Era careca, um pouco gordinho e tinha o rosto avermelhado. Ele queria falar comigo pessoalmente. "Assunto sério."

Estremeci de novo.

Uma hora depois, entrei na agência chateado, antevendo o que ocorreria, e mais chateado fiquei quando vi a expressão no rosto de Carlos Alfredo: ele estava decepcionado.

Aproximei-me da mesa, constrangido, puxei uma cadeira, ele levantou a cabeça calva em minha direção e suspirou como se sentisse muita dor.

– Carlos Alfredo... – balbuciei, mas fiz uma pausa vendo que ele suspirava de novo, desta vez ainda mais dolorido.

– Carlos Alfredo, não é o que você está pensando...

Ele então apertou os lábios e sibilou, quase sem voz:

– Não esperava isso de você.

Foi um golpe. Percebi que magoara Carlos Alfredo, traíra sua confiança.

– Não era minha intenção – desculpei-me.

Mas Carlos Alfredo estava muito machucado. Algo se partira na nossa relação. Não havia mais nada a falar. Levantei-me, arrasado, e saí do banco, olhando de quando em quando para trás, vendo sua calva vermelha reluzindo, porque ele estava de cabeça baixa e de cabeça baixa ficou.

Carlos Alfredo tirou-me o cheque. Só depois de um ano e meio de castigo consegui reaver o talão, mas, antes, precisei enviar uma carta ao Banco Central pedindo desculpas e jurando que nunca mais faria aquilo.

O mercado é duro, mas também tem sentimentos.

17

Um dia, obviamente, aconteceu o que todos sabíamos que ia acontecer. O jornal mandou para a nossa sucursal dois caras de gravata. Se não me engano, paulistas. Eles passaram uma semana fazendo auditoria na sucursal. Numa segunda-feira de manhã, convocaram uma reunião. Entre jornalistas, secretárias, pessoal do comercial e da circulação, éramos vinte e poucos. Sem muitas delongas, os auditores anunciaram que todos seriam demitidos, com exceção de um único, que trabalharia em casa, como correspondente. Aí um deles apontou para mim:

– Você, David.

Os olhares se voltaram na minha direção. Fiquei vermelho, sem jeito. Parecia que tinha feito algo errado e que precisava pedir desculpas. Saíram todos e eu fiquei, contrafeito. Estava chateado porque não havia sido demitido.

Depois de pensar no assunto durante a noite, pedi demissão no dia seguinte. Até porque o velho Adelor Lessa já abrira uma saída para nós: ele arrendou um diário local, o *Jornal da Manhã*, para onde fui como editor-chefe.

Eu e o Adelor somos amigos e parceiros de longa data, portanto. Mesmo assim, fiquei emocionado com o que ele fez quando soube da minha operação: chamou a mulher, a Patrícia, embarcaram os dois em seu carro e tocaram de imediato para Porto Alegre, a 300 quilômetros de distância.

Pouco antes de o Adelor chegar a minha casa, recebi o resultado de um exame de PET Scan que havia feito no dia anterior. Segundo o médico, um bom resultado: três tumores metastáticos tinham sido identificados, todos nos ossos. O maior deles, de quatro centímetros, no esterno, onde eu sentia a dor que me fez descobrir o câncer. Os outros dois eram pequenos, situados na base da coluna e no ilíaco. O médico achava ótimo, porque, de acordo com ele, em casos como o meu apareciam muito mais pontos. Na verdade, era péssimo, porque significava que a doença invadira a corrente sanguínea e inevitavelmente se espalharia por outros órgãos.

Mas como eu podia saber? Tudo aquilo era novo para mim. Mais tarde, escrevi sobre o exame de PET Scan. Veja como o texto expressa tanto minha perplexidade quanto minha ânsia de aprender com a situação.

Você está com problemas de autoestima? Vá fazer um PET Scan. Você se sentirá muito importante fazendo um exame de PET Scan. Toda a ciência desenvolvida em 10 mil anos de civilização, os requintes da inteligência humana, a mais sofisticada tecnologia, tudo isso estará a seu serviço quando você for submetido a um exame de PET Scan.

É medicina nuclear, entende? Átomos e elétrons, aquela coisa toda. No caso específico do PET Scan, pósitrons, que, em inglês, a sigla PET significa Tomografia por Emissão de Pósitrons.

Sabe o que é um pósitron? É a antipartícula do elétron. Mais não direi.

O que importa é que Albert Einstein, Julius Oppenheimer, caras que falavam em alemão, os mais luminosos gênios da humanidade trabalharam por você. Você, no momento em que passa por um PET Scan, é uma pessoa especial. Não tem como se sentir pequeno na vida. E o melhor: não dói.

Você é muito bem tratado quando vai fazer um PET Scan. Porque, obviamente, você é um paciente VIP. Você chega a uma ala muito limpa e moderna do hospital e eles lhe dão uma roupa larga para vestir. Em seguida, levam-no para uma salinha onde há uma poltrona confortável, dessas que reclinam. Uma enfermeira gentil pega a sua mão, pica com extrema doçura a veia azul que lhe corre pelo braço como um Nilo, e ali injeta um líquido radioativo.

Note que evento único: eles estão injetando uma substância radioativa em você. Quando fizeram isso em mim, fiquei pensando: e se eu adquirir superpoderes? Não foi uma aranha radioativa que mordeu Peter Parker e o transformou em Homem-Aranha?

Imaginei-me superalgumacoisa quando estava naquela salinha. Você tem que ficar bem descansado e quentinho naquela poltrona. Eles colocam um cobertor sobre seu corpo relaxado e dizem que, se quiser, pode dormir. Você ficará uma hora naquela salinha, no escuro, porque não pode haver nem estímulo visual. Muito reconfortante. Depois, você vai para o aparelho de tomografia. Seu papel é deitar-se e ficar imóvel. Só. Como já disse em outra oportunidade, sou muito bom em não fazer nada. Assim, minhas tomografias são sempre um sucesso. Meu PET Scan também foi. Lindo, aquele meu PET Scan.

Verdade que existe uma desvantagem nisso tudo: se o médico lhe pede para fazer um PET Scan, é sinal de que você pode estar com câncer. Ou com metástase. E sabe como é que o PET Scan identifica os malditos tumores?

Eis uma informação importante para toda a sua vida, inclusive se você não tiver câncer: eles injetam nas suas veias uma substância que imita a glicose. Quando aparece um ponto do seu corpo com altos índices de consumo dessa falsa glicose, soam os alarmes: é ali que está acantonado o inimigo.

Glicose, essa é a chave de tudo. Ou seja: açúcar. O câncer se alimenta de açúcar. O câncer precisa de açúcar como um nenê precisa de leite. As células malignas do câncer consomem dez vezes mais açúcar do que as células amigas. Portanto, se você quer que um tumor morra de fome, NÃO COMA AÇÚCAR em suas diversas formas, como o delicioso pão branco e os refrescantes sucos de frutas. Você vai ter que mudar a sua vida, mas continuará tendo uma vida para mudar. Sim, senhor, um PET Scan, além de jogar a sua autoestima nas alturas, tem muito a lhe ensinar.

Hoje, repassando esse texto e sabendo o que aconteceu, fico espantado com minha ignorância e mais motivado para contar a história que você está lendo. Quem sabe contribuo, com minha experiência, para que pessoas em situação semelhante sejam menos ignorantes do que fui. Porque, de tantas coisas ruins que um câncer traz com ele, uma das piores é a escuridão. Você não sabe onde está, não sabe para que lado é a saída. Nem se há saída.

Eu estava todo dolorido, mas feliz exatamente por causa dos resultados do PET Scan, quando o Adelor e a Patrícia chegaram. Eles, eu e a Marcinha passamos a tarde conversando, tomando chimarrão e comendo chocolates, biscoitos e castanhas de caju. A fome me fazia sentir vivo, e precisava sentir-me vivo. Nos últimos meses, havia perdido a fome, mal conseguia terminar o que colocava no prato. Havia emagrecido bem uns cinco quilos. Um dia, disse para a Marcinha:

– Tem algo errado comigo.

Tinha.

Por isso, naquela sexta-feira, estando vivo e em casa com meus amigos e minha mulher, queria mais era comer. À noite, arrematei com uma feijoadinha, imagine a temeridade. Paguei pelo erro. Aquela madrugada foi talvez uma das piores da minha vida. Enjoava, vomitava verde, voltava para a cama e, nem bem encostava a cabeça no travesseiro, tinha de levantar para vomitar outra vez. A Marcinha, assustadíssima, não sabia o que fazer. Olhava-me entre compungida e desesperada.

– Me dá um Plasil! – pedi.

Ela foi procurar nos armários. Veio do banheiro com um vidrinho.

– Acho que não vai dar – disse. – Está vencido...

Tirei o remédio da mão dela.

– Dá isso aqui!

E tomei, sofregamente, desesperadamente, no gargalo do frasco.

Fui melhorar às sete da manhã, dia claro. Só então consegui dormir.

No fim de semana, além das dores da operação, sentia os resíduos do enjoo da sexta-feira.

18

Na segunda ocorreu outro fato que ilustra bem como todos ficamos desconcertados nessa etapa inicial de combate ao câncer. Todos, que digo, são todos mesmo, inclusive os médicos, porque o câncer é um milheiro de males, as pessoas reagem de formas diferentes às diferentes formas da doença e às diferentes formas de tratamento. Então, é muito difícil fazer prognósticos.

E lá estava eu, junto com a Marcinha, nós dois sentados em frente a um oncologista – nunca pensei que me consultaria com um oncologista.

De posse dos meus exames, ele foi muito atencioso, muito didático, mas não totalmente objetivo, e eu precisava saber objetivamente o que estava acontecendo. Queria traçar um plano. Foi o que eu disse, perguntando em seguida:

– Claramente: o que tenho de fazer? O que você faria, se estivesse em meu lugar?

Ele:

– Acho que você deve operar essas metástases.

Fiquei perplexo. Pensei por alguns segundos: os pontos estavam localizados no peito, no ilíaco e na base da coluna. Seria preciso tirar aqueles tumores? Foi o que questionei:

– Vou ter que me submeter a três outras cirurgias? Escavar os ossos em três pontos, um deles na base da coluna?

Ele balançou a cabeça:

– Sim. É isso.

Recuei na cadeira.

– Não vou fazer isso – decidi, de imediato.

A Marcinha protestou:
— David! O médico está dizendo que operar é melhor...
— Qual é a alternativa? — perguntei ao médico. — Tenho alternativa? Isso de esburacar a base da minha coluna vertebral não me agrada. Não me agrada mesmo.

O médico piscou.
— Bom... Você pode fazer uma rádio...
— Rádio! — resolvi, sem vacilar. — Vai ser isso: rádio!

A Marcinha saiu do consultório reclamando. Dizia que o melhor seria seguir a primeira sugestão do médico, que eu estava era com medo de passar por outra cirurgia, que devia fazer o que era certo. Mas algo me dizia que o certo era não fazer aquelas malditas operações.

"Algo" tinha razão.

19

As primeiras sessões de radioterapia já estavam marcadas, quando o Duda Melzer entrou em ação. No ano anterior, o Duda havia assumido a presidência da RBS, que, talvez você saiba, é a empresa em que trabalho há mais de duas décadas. Na verdade, comecei a trabalhar no grupo bem antes: como já contei, meu primeiro emprego como repórter de jornal, em 1985, foi no *Diário Catarinense*, em Criciúma. O *Diário* pertencia à RBS.

O presidente da empresa, então, era o avô do Duda, Maurício Sirotsky Sobrinho. Conheci Maurício muito superficialmente, até porque eu era apenas um repórter iniciante do *Diário*, mas lembro bem dele e, ao olhar para o Duda, é como se o visse de novo. Até na maneira de gesticular avô e neto são parecidos.

A relação entre Maurício Sirotsky e o *Diário Catarinense* parece coisa de filme. O *Diário* era um sonho de Maurício. Até então, ele nunca tinha fundado um jornal. Havia comprado a *Zero Hora*, que antes era a *Última Hora*, o jornal de Samuel Wainer. Mas criar um jornal, do nada, nunca.

Além disso, era um investimento fora do Rio Grande do Sul, em um estado bem municiado de diários: em Santa Catarina já circulavam *O Estado*, com base em Florianópolis, o *Jornal de Santa Catarina*, aquele em que trabalhei, com base em Blumenau, e *A Notícia*, com base em Joinville.

Para arrematar o caráter aventureiro da empreitada, o *Diário Catarinense* propunha-se a ser o primeiro jornal informatizado do Brasil, abolindo as máquinas de escrever antes mesmo da *Folha de S.Paulo*.

Estávamos em 1985. Hoje, é difícil de imaginar a revolução que foi o *Diário Catarinense*. As redações eram ambientes de ar turvo devido à fumaça dos cigarros que todos fumavam quase que sem exceção, eram barulhentas devido ao metralhar das pesadas máquinas de escrever, que obrigavam os jornalistas a gritar quando conversavam, eram caóticas devido ao acúmulo de laudas amassadas que os repórteres e redatores às vezes atiravam uns nos outros e, finalmente, eram ambientes quase que inteiramente masculinos, já que eram raras as mulheres jornalistas.

Num canto da redação estavam instaladas as máquinas de telex. Claro que você não sabe o que é uma máquina de telex.

Lembro de um programete que havia na antiga rádio Continental, de Porto Alegre. Aquela Continental já não existe mais. Foi a precursora das rádios FM, com programação jovem e criativa. Nesse programete, a rádio apresentava as músicas destacadas pela revista americana *Billboard*, que elencava as canções mais tocadas nas emissoras dos Estados Unidos. Antes de cada música, a Continental colocava uma vinheta com um locutor anunciando:

"Billboard! Via telex!"

Dizer que a comunicação fora feita "via telex" era um exibicionismo da emissora. Telex era o que havia de mais moderno no planeta. Só que o telex era uma geringonça do tamanho de uma penteadeira, que transmitia texto por linha telefônica fazendo um ruído que parecia o da casa das máquinas de um navio. Ou seja: fazer jornal era uma atividade ruidosa. E, de repente, o *Diário Catarinense* apresenta uma redação silenciosa, em que não havia uma única máquina de escrever.

O sentimento que grassou entre os jornalistas, com aquela novidade, não foi de medo. Foi de pânico.

Jornalistas, em geral, são conservadores. Natural que sejam, tanto quanto os advogados o são, porque o jornalismo e o direito estão sempre atrás da sociedade. Têm de estar. O jornalismo e o direito refletem a sociedade na qual atuam. O jornalismo tenta compreendê-la e retratá-la. O direito tenta compreendê-la e regulá-la.

Assim, não é que os jornalistas sejam "atrasados". Jornalistas reproduzem o pensamento dominante da intelectualidade de um país. Que não é, necessariamente, o pensamento da elite ou do grupo que está no poder – engana-se quem relaciona os intelectuais com o poder. Jornalistas refletem o pensamento da parcela que desfruta de alguma cultura e que atua em áreas de humanidades. Essa parcela não passa de um extrato mínimo da sociedade, distante dos extremos e da massa, como se vivesse em outro planeta. A sociedade como um todo é muitíssimo mais dinâmica do que a intelectualidade média. Claro, há expoentes, há gente diferenciada em todos os estamentos sociais, mas, em geral, jornalistas, juristas e artistas vivem encaixotados em seu mundo particular.

Não estou fazendo juízo de valor. Não estou dizendo que as mudanças da sociedade são para melhor ou para pior; estou dizendo que a sociedade muda rapidamente e que a maioria dos jornalistas e dos juristas só vai perceber depois que mudou.

Foi por isso que, quando os computadores entraram nas redações, os jornalistas sentiram medo. Nós, do *Diário Catarinense*, tivemos seis meses de preparação antes de o jornal ir para a rua. O lançamento foi adiado várias vezes, tantas que, em Santa Catarina, os concorrentes o chamavam de "Adiário" Catarinense.

O problema é que os inúmeros pilotos que nós fazíamos não satisfaziam Maurício Sirotsky. Saíamos à rua, entrevistávamos pessoas, escrevíamos as matérias, o jornal era editado e impresso, e só os editores e diretores liam. Era enervante.

Fomos aperfeiçoando as edições, melhorando, até que o lançamento ficou marcado para 24 de março de 1986. Propagandas na TV, nos rádios e em outdoors passaram a anunciar essa data. Um ou dois dias antes, Maurício tomou um avião e foi para Florianópolis, para ver como estavam as edições experimentais. O meu amigo Emanuel Mattos, subeditor-chefe, contou-me que Maurício tomou um exemplar do piloto, folheou-o, leu algumas matérias e o atirou na mesa, sentenciando:

– Não é esse o jornal que nós queremos.

O lançamento foi adiado mais uma vez. As propagandas foram tiradas do ar, mas os outdoors continuavam gritando que em 24 de março os catarinenses teriam em mãos a primeira edição do *DC*.

Exatamente nesse dia, 24 de março, estava dormindo no meu quarto, no décimo andar do edifício Ouro Preto, em Criciúma, quando fui acordado por um grito do coordenador da nossa sucursal, o Nei Manique:

– Levanta e te veste! O Maurício Sirotsky morreu!

Esfreguei os olhos. Que brincadeira era aquela?

Não era brincadeira. Maurício Sirotsky morreu no dia em que deveria lançar o *Diário Catarinense*.

Trinta anos depois daquele 24 de março, vi o Duda quase que como uma duplicada de Maurício. Foi também em um março, quando soube que eu estava doente, que ele me ligou e avisou:

– Vou marcar um médico pra ti.

Agradeci, mas achei que ele nem ia se lembrar mais da promessa. Lembrou-se. Poucos dias depois, a secretária do jornal pediu que eu escolhesse uma data para viajar a São Paulo. Tinha consulta marcada com o dr. Carlos Dzik, do Sírio-Libanês, de São Paulo. Ele era considerado um dos melhores especialistas do país em câncer de rim.

Ainda não sabia, mas aquela ida a São Paulo seria decisiva.

20

Em São Paulo, hospedei-me na casa do meu amigo Luis Fernando Gracioli, conhecido, em Porto Alegre, como "Professor Juninho". Não por ele se chamar Júnior, mas por ser parecido com o Juninho Paulista, ex-jogador de futebol.

O Professor Juninho, aliás, era bom de bola. Só que meio fominha. Jogávamos um futebolzinho honesto todas as segundas. Às vezes, segunda e sábado. Às vezes, segunda, quarta e sábado. Éramos atletas amadores do futebol e profissionais das cervejas que bebíamos depois dos jogos.

Durante nove verões seguidos, eu e ele, mais o meu irmão Régis e o então advogado e depois desembargador Eduardo Delgado, o "Degô", alugamos uma casa na Praia Brava, em Florianópolis. Nós quatro éramos a "base" da casa. Alugávamos por vinte ou trinta dias, de acordo com nossas férias, e as pessoas iam chegando. A casa tinha cinco ou seis quartos. Uns ficavam dois dias; outros, uma semana, era um revezamento de amigos e amigas. Um dos que sempre ia era o Fernando Eichenberg, o "Dinho", amigo jornalista que mora em Paris, de quem falarei mais adiante.

Aquelas temporadas na Brava renderam muitas histórias e me inspiraram na criação de outras tantas. Divertia-me ao usar pedaços de realidade para inventar crônicas. O Professor Juninho virou personagem. Cheguei a criar um "Consultório sentimental do Professor Juninho", que publicava semanalmente em um canto da minha coluna.

Era para ser uma brincadeira, lógico. Um dia, um leitor enviou uma carta em que perguntava ao Professor Juninho como ter sucesso com as mulheres. "O problema é que sou muito, muito, muito feio, Professor", queixava-se ele.

A resposta do Professor Juninho:

"Caro leitor, felizmente, para nós homens, as mulheres são generosas. Para ter sucesso com elas, você pode ser muito, muito, muito feio, como é, desde que seja, também, muito, muito, muito rico".

Ou seja: pura gaiatice. Só que os leitores começaram a levar a sério, e aí tive de desmontar o Consultório sentimental do Professor Juninho, uma lástima.

De outra vez, prometi que ia divulgar o número do telefone celular do Professor Juninho. Avisei que publicaria um número por semana. Fiquei oito semanas dando os números: "O primeiro é... nove". Na semana seguinte: "O segundo número do celular do Professor Juninho é... oito". E assim por diante, até completar os oito dígitos. O Juninho passou o dia da última coluna recebendo ligações. E eu rindo dele.

Foi uma época de intensa vida social. Nós saíamos todas as noites. Todas mesmo, de segunda a segunda. Nós, que digo, eram os quatro da casa da Brava e outros tantos que trabalhavam na *Zero Hora*: a Mariana Bertolucci, a Cris Lac, o Ricardo Carle, o Diogo Olivier, a Juliana Moreira, entre muitos mais, que se agregavam oportunamente.

No começo da tarde, chegávamos à redação meio mareados, prometendo:

– Hoje, não. Hoje, não!

Mas, à medida que a tarde ia avançando e os copos de café se iam acumulando, nossa disposição mudava. Éramos como vampiros, não podia haver claridade. No momento em que o sol mergulhava no Guaíba, já dizíamos uns para os outros:

– Vamos? Vamos?

Íamos.

E íamos sempre ao mesmo bar, o Lilliput, na rua Fernando Gomes, um dos grandes bares da noite porto-alegrense de todos os tempos. Houve um dia histórico naquele bar. Lembro precisamente a data: 8 de janeiro de 1998. É fácil lembrar, porque comemorávamos o aniversário do Professor Juninho. Aquele evento entrou para a história como "A noite dos 600 chopes".

Sim, nós bebemos 600 chopes.

No começo, era só aquele núcleo da casa da Brava, mas logo os amigos começaram a chegar. E chegaram outros e outros e mais outros. Em 1998, nem todas as pessoas portavam celulares, e as que portavam não tinham aparelhos capazes de tirar fotos e fazer filmes. Aqueles celulares eram apenas telefones sem fio, falavam e ouviam, prudentemente. Assim, alguns hoje lamentam, mas a maioria festeja o fato de não haver imagens que mostrem um pedaço do que aconteceu.

Porque aconteceu.

As pessoas chegavam, saíam e voltavam. A mesa ia crescendo e tomando novas formas: mais comprida, quadrada, em L, sem mesas. Havia muita gente em pé, com copos de chope na mão. Uns começaram a cantar. Um casal se fazia numa ponta, outro se desfazia na outra. Alguns dançavam. Lá pelas 4h da madrugada, lembro que o Carlos Urbim, conhecido jornalista cultural da cidade, abraçou o Juninho e pulou com ele, gritando:

– Ju-ninhô! Ju-ninhô!

Em um segundo, dois, quatro, oito, dezesseis abraçaram o Juninho e o Urbim, gritando juntos:

– Ju-ninhô! Ju-ninhô!

Um grupo de farmacêuticas de Santo Augusto, que a tudo observava de um canto, juntou-se a nós. Nunca pensei que farmacêuticas de Santo Augusto pudessem ser tão animadas. O Ricardo Carle citava Nietzsche numa conversa séria com o Cyro Martins, que não parecia mais tão sério. A Renatinha Maynart latia que nem um chiuaua, assustando os distraídos – ela é ótima nessa imitação do chiuaua. O Diogo era um dos distraídos e, com o susto, deixava cair o quarto copo de cristal, para desespero do Atílio Romor, o gerente do bar. A Mari Bertolucci e a Cris Lac faziam espacate na calçada. O Felipe Vieira chegou fumando charuto e elogiando os espacates. A Mari Scholze e a Paola Deodoro cantavam em inglês.

De alguma forma, a notícia da festa se espalhou pela cidade, e as pessoas mais improváveis foram se juntando a nós. Vez em quando, um grupo abraçava o Juninho e o Urbim, pulando e gritando:

– Ju-ninhô! Ju-ninhô!

Não posso contar tudo, causaria separações e destruiria reputações. Conto que fomos embora pela manhã. Os 600 chopes foram consumidos pelo núcleo duro da festa, formado pelos quatro da Brava mais uns seis agregados: cerca de 60 chopes para cada um. A saúde era outra, o mundo era outro, a cidade era outra, a vida era outra, em 1998.

21

Depois de muitos anos trabalhando na RBS, o Juninho acabou mudando de emprego e de cidade. Foi para São Paulo. Alugou um apartamento nos Jardins, onde morava com sua mulher, a Dedé. Foi para lá que fomos, eu e a Marcinha.

O Juninho e a Dedé nos receberam com alegria, mas um pouco consternados, devido à minha condição. Via claramente a expressão de preocupação do meu amigo. Hoje sabemos que, naquele exato momento, um câncer terrivelmente agressivo se desenvolvia também dentro dele.

O Juninho descobriria sua doença quatro meses depois. Por ora, porém, estávamos concentrados na minha situação, que não parecia nada boa.

Um dia depois de aterrissar em São Paulo, fui à consulta com o dr. Dzik. Chegamos ao Sírio-Libanês, eu, a Marcinha e meu irmão Régis, no começo de uma tarde bonita de abril. Esperávamos na antessala já havia cerca de meia hora, quando tivemos uma surpresa: o Duda Melzer apareceu. Nos abraçamos, ele se sentou numa das poltronas da sala de espera e conversamos por alguns minutos. Passou-se meia hora e disse para ele:

– Duda, não se prenda por mim. Imagino que você tenha muito a fazer...

– Não tenho nada mais importante do que isso – ele respondeu.

– Duda, a RBS tem seis mil funcionários...

– Só saio daqui depois da consulta – sentenciou.

Dei de ombros. O médico só me chamou duas horas depois. Eu, a Marcinha, o Régis e o Duda entramos juntos na sala. O dr. Dzik estava dentro de seu jaleco branco, sentado à mesa de trabalho. Um homem calvo, de nariz aquilino e altura mediana. Usava óculos retangulares. Parecia muito sério. Já tinha visto todos os meus exames e havia conversado a respeito com alguns colegas.

– Você deve ter desenvolvido esse câncer durante dez anos – calculou.

Dez anos... Fiquei pensando no que eu estava fazendo em 2003. Certamente, deve ter sido algo muito errado.

– Como peguei isso? – perguntei.

– Difícil saber. Você não fuma, nunca teve nenhum problema sério de saúde. É jovem. Provavelmente foi genético. Alguém já teve câncer na sua família?

Lembrei da minha avó dizendo que achava que podia estar com "a doença ruim". Minha avó e o mal do qual não se diz o nome...

Contei para o dr. Dzik. Ele balançou a cabeça em assentimento:

– Deve ter sido genético – repetiu.

Em seguida, recomendou que me submetesse a um tratamento novo de radioterapia, chamado radiocirurgia, nos três pontos ósseos em que havia aparecido metástase. É um procedimento parecido com a radioterapia, só que muito mais preciso. É irradiada apenas a área afetada, e nada mais em volta. Isso evita que áreas sãs sejam prejudicadas pela rádio.

Disse que faria o tratamento, e ele ligou de imediato para o radiologista do hospital, o dr. João Luís. Marcamos as sessões.

Bom... estávamos avançando. Então, perguntei:

– Se essas sessões de rádio resolverem o problema nesses locais, existe chance de a doença voltar?

Ele me lançou um olhar impassível. E deu o tiro:

– Não tem nenhuma chance de a doença não voltar.

Arregalei os olhos.

– Como assim? Qual é o percentual de chance de voltar?

– Cem por cento. Em casos como o seu, as possibilidades de não haver recidiva são anedóticas.

A Marcinha, o Duda e o Régis estavam tesos. O dr. Dzik olhou para o Régis e disse:

– E você, por ser irmão, tem noventa por cento de chances de ter um problema parecido.

O Régis ficou branco.

Saímos de lá meio desnorteados. Alguém pode achar que o médico foi duro demais, mas prefiro assim. Prefiro saber a verdade inteira. E, pelo menos no meu caso, ele estava certo.

A doença voltaria.

22

Passei pelas sessões de radiocirurgia. Foi tudo tranquilo, mas algumas vezes me senti bastante enjoado e vomitei. Ainda estava fraco. Um dia, subi numa pequena balança que o Juninho tem no banheiro da casa dele e me espantei: marcava 71 quilos, quinze a menos do que quando me operei. Para arrematar o sofrimento, o corte da operação ainda não havia cicatrizado e eu tinha de caminhar bem devagarinho. Mais: aquela dor no peito que me fizera descobrir o câncer diminuíra um pouco, mas não passara. Todas as manhãs eu acordava e a primeira coisa que fazia era respirar fundo, para saber se ainda doía.

Ainda doía.

Não parava de doer.

Cerca de uma semana depois de voltar para Porto Alegre, intrigado com aquela dor insistente, liguei para o dr. Dzik e perguntei:

– Quando é que o senhor acha que essa dor vai passar?

Ele, com sua habitual sinceridade:

– Talvez nunca.

Nisso ele estava errado.

23

AO RETORNAR A PORTO ALEGRE, já caminhava com um pouco mais de desenvoltura e sentia menos dores. Decidi que devia voltar ao trabalho. Não avisei a ninguém. Apenas fui para a redação.

Aconteceu, então, algo extraordinário. Só de lembrar me sinto emocionado.

Antes de contar o que foi, preciso explicar o que significa, para mim, estar em uma redação de jornal, em especial a redação de *Zero Hora*.

Sempre quis ser jornalista porque sempre quis viver de escrever. "Sempre", no caso, não é força de expressão: antes mesmo de saber ler e escrever, queria viver de ler e escrever. Na verdade, não escrevo porque sou jornalista; sou jornalista para escrever. Mas, tornando-me jornalista para escrever, descobri vários outros pontos fascinantes da profissão.

Descobri o primeiro ponto ainda na faculdade, graças a um professor, o Marques Leonam.

O Leonam é do Alegrete, terra do meu pai e dos meus amigos Amilton Cavalo e Luciano Potter. Para os alegretenses, isso é importante. Quando alguém diz que é de lá, o alegretense retruca:

– Mas tu é do Alegrete mesmo ou tá te exibindo?

O Leonam é do Alegrete, criado no fundo do campo. A primeira vez que ele saiu da campanha foi aos sete anos de idade, para ir à escola. Chegou lá, viu toda aquela gente e se assustou. Achou que havia perdido a sua liberdade.

Quando o Leonam me contou essa história, compreendi mais um pouco sobre ele. Aquela liberdade antiga, que conheceu nas coxilhas do Alegrete, ainda é, e sempre será, um anseio de sua alma. O Leonam passa a vida a procurar a velha liberdade de guri.

Pela liberdade, tornou-se repórter, porque o repórter, na essência, é um livre – seu trabalho é na rua, é conhecer gente e ver coisas novas todos os dias. Pelo menos em tese.

Durante vinte anos, Leonam foi repórter da *Folha da Tarde*. Então, cansou-se dos vícios e das limitações da redação, sentiu-se preso à rotina e, novamente pela liberdade, foi ser professor da Famecos.

O jornalismo perdeu um ótimo repórter. E ganhou outras dezenas ou centenas ou milhares que o Leonam ajudou a formar. Porque o Leonam, mais do que ensinar lides e técnicas jornalísticas, ensinava aos alunos o que significa ser repórter.

– O repórter tem que ter o mau hálito da fome – dizia, e nos mostrava a beleza que existe tanto em atormentar os poderosos quanto em fazer uma pauta em uma exposição de flores.

A gente assistia às aulas do Leonam e saía com vontade de pegar um bloco e uma caneta e, com eles, mudar o mundo.

Claro que isso de mudar o mundo é uma ilusão pretensiosa. Primeiro porque o jornalista não mudará o mundo, mesmo que queira. Segundo porque, se quiser, cometerá um erro grave e não cumprirá o seu papel. O papel do jornalista é contar como o mundo muda. Assim, de certa forma, ele ajudará a mudar o mundo.

O Leonam, romântico que é, queria mudar o mundo, mas acabou mudando a mim e a muitos outros transformando-nos em repórteres, que também se tornaram românticos. Ele fez com que amássemos o que fazíamos. Não é pouco. Quem ama o que faz em geral é uma pessoa feliz. Quer dizer: o Leonam proporcionou vidas felizes a várias pessoas. Uma realização.

Para mim, portanto, ser repórter é uma bênção. E trabalhar em uma grande redação, uma dádiva.

Imagine um ambiente aberto, com duzentas pessoas convivendo diariamente. Essas duzentas pessoas são, todas, bem informadas e todas têm opinião. Um conversou com o presidente naquele mesmo dia, outro com um famoso cientista, outro com um jurista reconhecido, outro com um traficante perigoso, outro com uma dona de casa revoltada com a falta d'água em seu bairro. A vida mundana passa por uma redação.

Por tudo isso, uma redação de jornal é estimulante, mas também é iconoclasta e profundamente crítica.

A redação da *Zero Hora* é, sem dúvida, o centro do jornalismo no Rio Grande do Sul. Foi para essa redação que voltei, depois do mês mais estranho da minha vida, ainda claudicante, ainda sentindo dores, mais magro e um pouco confuso.

Foi aí que aconteceu aquele fato extraordinário a que me referi antes. Dei alguns passos redação adentro, meio vacilante, e um colega, acho que meu amigo Serginho Villar, do Esporte, me saudou em voz alta:

– David!

Os outros levantaram as cabeças dos teclados e me olharam. Fui avançando. Uns cinco ou seis vieram em minha direção, de braços abertos, rindo. Sorri de volta. E então... a redação se levantou e começou a aplaudir. Aquilo foi tão espontâneo, tão inusitado, tão surpreendente e tão forte, que fiquei paralisado. Não sabia o que fazer. Quase chorei. Talvez devesse ter chorado.

Quase que valeu a pena ter câncer, só para viver isso.

24

Das tantas coisas ruins de se estar na situação em que estava, uma das piores, como já enfatizei, é a falta de certezas. Os médicos supunham que a causa da doença havia sido genética, mas não tinham certeza. Supunham que havia se desenvolvido durante dez anos, mas não tinham certeza. Isso quanto ao passado. Quanto ao futuro, isto é, se eu ia sobreviver ou não, nem suposições eles faziam.

O fato é que, como já disse, o câncer não é uma doença só. É legião, porque são muitas. O câncer de próstata é completamente diferente do câncer de rim, que é diferente do de pâncreas, que é diferente de todos os outros. E os cânceres de próstata são diferentes entre si, como todos os demais. Ainda há que se levar em consideração a forma como cada paciente vai reagir à notícia da doença, ao tratamento e a cada pequena derrota que sofrerá, se ele terá condições financeiras de bancar o combate ao mal, se terá apoio da família e das pessoas que o cercam.

São várias variáveis.

Por exemplo: os felizes leigos que não tiveram contato próximo com o câncer acreditam que todos os doentes perdem o cabelo devido ao tratamento. Mas não. A queda de cabelo ocorre por causa da quimioterapia, que nem sempre deve ser aplicada. No caso do câncer de rim, a quimioterapia não funciona. Assim, comecei a me tratar tomando uma droga moderna, para a época. Era um antiangiogênico. Numa definição grosseira, trata-se de uma substância que estrangula os vasos que alimentam o tumor. A ideia é matar o câncer de fome, ou pelo menos impedir seu crescimento.

Dá certo? Como em tudo o mais, os médicos não tinham certeza. Alguns pacientes (raríssimos) tinham até se curado com antiangiogênicos, outros (raros) mantinham a doença estável havia seis ou sete anos, mas também ocorria de uns (a maioria) segurarem a doença só por três ou quatro meses, sem citar aqueles (poucos, mas não tanto) em que as drogas não faziam diferença, e esses morriam rapidamente.

E agora? O que fazer?

Bem, quando você não tem alternativa, a questão está resolvida. Tinha de tomar o remédio direitinho, como os médicos mandavam, e nada mais.

Só que não existe isso de "nada mais". A partir do momento em que se tornou público que eu estava com a "doença ruim", as pessoas, generosamente, começaram a procurar alternativas de salvação – para a minha salvação.

Houve uma mobilização ecumênica para pedir a interferência de Deus em meu favor. Soube de missas católicas e luteranas, sessões espíritas, reuniões de grupos de oração e até cultos em sinagogas que pediram pela minha recuperação. Espero que o Senhor tenha se sensibilizado. Mas, se Ele não se sensibilizou, eu, sim. O interesse das pessoas em meu bem-estar realmente me comoveu e elevou meu estado de espírito.

Um dia de setembro, estava fazendo o programa Sala de Redação, da Rádio Gaúcha, no Acampamento Farroupilha, e deu-se algo que me tocou.

Se você é de fora do Rio Grande do Sul e não tem ideia do que é o Acampamento Farroupilha, explico: é uma reunião de tradicionalistas gaúchos em comemoração ao aniversário da Guerra dos Farrapos, ocorrida entre 1835 e 1845. Os gaúchos montam barracos em um terreno perto do Rio Guaíba, em Porto Alegre, e lá permanecem todo o mês de setembro, comendo, bebendo, se divertindo.

Algumas emissoras de rádio e TV transmitem seus programas diretamente de lá, entre elas a Gaúcha. Eu era integrante do Sala de Redação, do qual falarei mais tarde. Havia um grupo grande de pessoas assistindo ao programa. Saí por trás do palco, para não ser assediado, porque tinha um compromisso em seguida. Mas uma senhora, não sei como, adivinhou que eu ia escapulir por ali e estava me esperando. Chamou-me. Parei. Ela tinha uma Bíblia nas mãos.

– Trouxe essa Bíblia pra ti – ela me disse, com muita doçura. – Sei que vai te ajudar. E também quero te dizer que estou rezando por ti.

Fiquei meio paralisado. Uma pessoa desconhecida, que eu jamais vira na vida, saíra da sua casa e se postara atrás de um galpão, esperando um programa de rádio terminar, só para me dar uma Bíblia e dizer que orava por mim...

Aceitei o presente, agradeci, trocamos mais algumas palavras e ela mesma se despediu:

– Sei que tu tens compromissos. Podes ir.

Fui.

Saí dali flutuando, sentindo-me bem. Realmente bem. Depois daquele encontro, inflei-me de confiança para continuar a batalha.

Onde será que ela está agora? Onde vive? O que faz?

Não lembro do nome dela, não sei nem se perguntei, tal foi minha desorientação com seu gesto. É possível até que, se a vir de novo, não a reconheça. Mas o fato de ela ter feito o que fez, o fato de ter se movimentado em favor de outra pessoa em um mundo cada vez mais egoísta, sem esperar nada em troca, isso fez a diferença. Era o bem pelo bem, sem segundas intenções, sem a pretensão da recompensa.

    Foi bonito.

25

A BONDADE DE AMIGOS, parentes, conhecidos e até desconhecidos me arrastava para lugares que jamais pensei que frequentaria. Fui a grupos de oração, sessões espíritas e todo tipo de médicos alternativos.

Um dia, uma amiga chegou até a minha mesa na redação do jornal e disse:

– Lá em Novo Hamburgo existe um médico que está salvando vidas. Ele é meio alternativo, mas usa a tecnologia. É muito difícil conseguir consulta com ele, as pessoas ficam esperando meses. Mas eu consegui. E marquei pra ti!

Ela estava exultante. Estendeu-me uma folha de papel com o nome do médico e o endereço. A consulta era para o dia seguinte.

E, no dia seguinte, de manhã cedo, lá fui eu. Peguei meu carro e toquei para Novo Hamburgo, a quarenta quilômetros de distância. O consultório do tal médico ficava em uma casa grande, em um bairro elegante da cidade. Identifiquei-me pelo porteiro eletrônico e o portão foi aberto. Entrei. Fui recebido por uma secretária sonolenta. Ela indicou a sala de espera com um gesto enfarado. Depois de alguns minutos, o médico me recebeu. Mal sentei e ele foi informando o preço da consulta. Senti vontade de me levantar e ir embora sem nem dar tchau, mas, bem, já que estava lá, decidi ver até onde a coisa evoluiria. Ele fez algumas perguntas, eu as respondi. Ao cabo da entrevista, sentenciou:

– Você está em péssima situação. Provavelmente não vai sair dessa, a não ser que faça o meu tratamento.

Bem, era um prognóstico bastante definitivo, para dizer o mínimo. Perguntei em que consistia o tratamento dele.

– Tenho máquinas – informou. – Você vai ser exposto aos raios dessas máquinas e tomar mais alguns remédios. Tenho salvado muita gente com isso.

– E o remédio que estou tomando?

– Não vai fazer diferença. Mas o tratamento aqui é preciso seguir à risca.

Em seguida, como era de se esperar, ele se apressou em comunicar quanto custaria o tratamento – não era pouco. Disse-lhe que iria pensar no assunto e saí. No caminho, parei o carro em um bar de estrada para comprar uma água mineral e tomar o remédio que ele dizia ser inútil. Fazia calor, e eu suava. Comprei a garrafa de água mineral, caminhei até o lado de fora do bar. Olhei os carros que passavam na estrada em frente. Enxuguei o suor da testa com a mão. Engoli o comprimido. A conversa com aquele cara tinha me feito mal. Estava me sentindo um cachorro. Pior: um réptil, que rastejava para sobreviver.

Claro que nunca mais voltei ao consultório daquele sujeito. Mas, como meu estado não melhorava, continuava exposto aos tratamentos alternativos. Se não dava de um jeito, tentava de outro.

Um dia, amigos me convenceram a tentar a "auto--hemoterapia". Se você for ao Google ou ao YouTube, encontrará um punhado de referências a esse tratamento. Um dos amigos me deu um CD em que havia um filme relatando em minúcias o processo de cura de quase todos os males pela auto-hemoterapia. Em resumo, você tira sangue do seu braço e, em seguida, injeta na própria bunda. Isso estimularia a produção de macrófagos, que limpariam o organismo e tal.

Esses meus amigos são pessoas de quem gosto e estão a léguas de ser burros. Ao contrário. São homens de sucesso na vida. E eles faziam a tal auto-hemoterapia havia anos e diziam se sentir muito melhor a cada aplicação. Para eles, era rotina. Decidi fazer também.

Meus amigos recomendaram um farmacêutico que lhes aplicava as injeções. Fui falar com o homem. O normal seria fazer todas as semanas, mas, como meu caso era mais, digamos, agudo, ele recomendou que fizesse pelo menos seis vezes por mês. E lá ia eu, duas vezes por semana, tirando sangue do braço e injetando nas nádegas. Não é nada divertido... Para falar a verdade, era horrível. Mas eu seguia em frente, na ânsia de resolver o problema. E, olha, até achei que estava melhorando.

Não estava.

26

OUTRO DIA, li que um laboratório internacional investiu um bilhão de dólares no desenvolvimento de uma droga contra o câncer. A pesquisa não deu certo, a droga não foi aprovada pelo FDA (órgão do governo americano que fiscaliza alimentos e medicamentos) e o laboratório demitiu oitenta por cento dos seus funcionários. Quase foi à falência.

Isso não é incomum. A cada nova droga desenvolvida os laboratórios internacionais gastam, em média, 800 milhões de dólares durante quinze anos. Neste tempo todo, pelotões de cientistas e seus auxiliares dedicam seus dias a um único estudo, às vezes passam uma década inteira observando o comportamento de uma só molécula, e todo esse esforço pode terminar em frustração.

Em compensação, se a droga é aprovada, o laboratório tem seu bilhão transformado em bilhões, porque um único frasco de um remédio desses é vendido por uma pequena fortuna.

Exemplo: os cientistas praticamente descobriram a cura da hepatite C, doença que atinge 150 milhões de pessoas no mundo, cinco vezes o número de infectados pelo HIV. Usando as novas drogas, o paciente fica bom em três meses. Só que o tratamento custa cerca de 300 mil reais. Qual é o percentual da população brasileira que conseguiria levantar essa importância para salvar a vida? Digamos, dez por cento, vendendo carro, casa, o que houver. Os outros noventa por cento, só tem uma coisa a fazer: morrer.

Um drama. Filosoficamente falando, é imoral cobrar tanto por um remédio que pode salvar vidas, é imoral fazer comércio com a saúde de seres humanos, mas, se o laboratório não tiver lucros, não investirá e, se não investir, novas e salvadoras drogas não surgirão, e as doenças continuarão matando milhões.

Ou seja: o laboratório aceita os riscos do capitalismo. Investe bilhões sabendo que pode perdê-los. Mas quer ter a chance de multiplicá-los.

Os governos têm optado pelo menor dos males: permitem que os laboratórios tenham lucros exorbitantes durante certo tempo a fim de estimular as pesquisas. Depois de alguns anos, os preços dos remédios vão caindo, até que as patentes são quebradas.

No meu caso, as drogas que me foram receitadas custavam, em média, 10 mil reais por mês. Mas não cheguei a ter de me preocupar a respeito. Já nos primeiros dias depois da cirurgia, Marcelo Rech, o diretor de jornalismo da RBS, foi me visitar e afiançou:

– A empresa vai te ajudar no que for necessário. Te concentra em ficar bom.

E foi o que aconteceu. A tarefa agora era descobrir se a concentração realmente me ajudaria a ficar bom

27

O Duda Melzer e o Marcelo Rech foram os executivos da RBS que acompanharam mais de perto o que se passava comigo. Eu e o Marcelo trabalhamos juntos há muitos anos. Em 1996, eu era repórter da Editoria de Esportes, ele era o editor-chefe, e o Augusto Nunes o diretor de redação. Uma noite, em meio à Olimpíada de Atlanta, a secretária do Augusto ligou para o meu ramal e pediu que fosse até a sala dele. Ao chegar lá, encontrei os dois, Augusto e Marcelo, sentados lado a lado.

– Senta aí – disse o Augusto, apontando para uma cadeira em frente à mesa dele.

Sentei-me, curioso. Os dois sorriam. Augusto falou:
– Eu e o Marcelo decidimos te fazer um convite. Você topa ser editor do Esporte?

Levei exatamente um segundo para responder:
– Topo.

Fiquei quinze anos na função. Foi um tempo interessante, em que pude fazer coisas interessantes. Mas confesso que minha preferência nunca foi ser gestor. O que gosto é de escrever. Assim, aproveitava todas as oportunidades que surgiam para fazer matérias. Às vezes, a direção de redação me chamava para substituir colunistas, o que era, mais do que um encargo, um prazer. Antes mesmo de assumir como editor, fui convidado para escrever a coluna do Paulo Sant'Ana durante as férias dele. Minha primeira coluna na última página do jornal, publicada em 7 de fevereiro de 1996, foi essa:

O UMBIGO DA TIA BEATRIZ

Não resta a menor dúvida: o destaque do verão é o umbigo. Não os grotescos e cabeludos umbigos dos homens, mas os umbigos de seda das mulheres. Nesta temporada, elas resolveram exibi-los corajosamente, mesmo longe do litoral.

Basta dar uma voltinha pela Rua da Praia para encontrá-los em todos os matizes, nas mais variadas conformações e espessuras. Há umbigos enxutos e umbigos rechonchudos, umbigos rasgados e umbigos de bolota, umbigos bronzeados e umbigos desbotados, umbigos lustrosos e umbigos com funflas, que, como o Verissimo já ensinou, é a sujeirinha do umbigo.

Há muito, muito tempo, minha tia Beatriz revoltou-se com o seu umbigo. Não se sabe bem o que houve entre eles, mas deve ter sido grave, porque um dia ela procurou um cirurgião, levantou a blusa e ordenou: "Tira".

O médico tentou argumentar, disse que o umbigo dela não tinha nada de errado, que era um bom umbigo, simpático até, mas não adiantou. Tia Beatriz estava decidida. Deitou na mesa de operações sorrindo e, ao levantar, seu umbigo jazia numa cesta de lixo vulgar. Tia Beatriz saiu toda pimpona de barriga lisa.

Tudo foi bem, enquanto a falta de umbigo da tia Beatriz permaneceu no recesso do lar – sim, porque, naquela época, os umbigos não eram expostos ao julgamento público como hoje. Mas o verão chegou.

Tia Beatriz foi à praia e, ansiosa por mostrar a novidade ao mundo, enfiou-se valentemente num biquíni. Era um biquíni pequeno. Se houvesse umbigo, não haveria como escondê-lo. Logo, era inevitável que a ausência dele também fosse notada.

Totalmente sem umbigo, tia Beatriz caminhou serpenteante rumo ao mar. Em seu primeiro passeio pelas franjas do Atlântico, os banhistas notaram que havia algo de estranho naquele veraneio. Em pouco tempo, a falta de umbigo da tia Beatriz foi constatada. A notícia varreu a praia como o Nordestão.

Tia Beatriz virou atração no litoral. As pessoas a cercavam na areia para ver – ou melhor, não ver – seu umbigo. As criancinhas a apontavam na rua. Era a mulher sem umbigo.

No Carnaval, tia Beatriz não ousou se fantasiar de odalisca. Estava envergonhada por não ter mais umbigo. Até tentou reavê-lo, consultou especialistas, mas era tarde. Ficou sem umbigo para sempre.

Hoje, com esta orgia de umbigos ao vento, com certeza ela anda nostálgica, olhando para a barriga já sem a textura da juventude, e suspirando de saudade do umbigo perdido.

* * *

Embora a coluna seja dedicada aos umbigos de verão, não é possível esquecer uma importante notícia publicada recentemente. Ela ratifica o raciocínio desenvolvido pelo Cyro Silveira Martins F.º neste mesmo espaço, sobre a injustiça que as mulheres cometem ao tachar alguns homens de galinhas.

Pois bem, os médicos descobriram que o hormônio masculino testosterona incita os homens à infidelidade. É isso mesmo: os homens, na juventude, estão transbordando de testosterona, o que os torna inquietos e faz com que não se contentem com uma única mulher.

Com o tempo, porém, os níveis de testosterona no organismo vão diminuindo e os homens se aquietam. Nas mulheres se dá o processo inverso. As conjunções hormonais fazem com que a placidez juvenil vá se incendiando até se transformar em furor na maturidade. É a prova científica da Idade da Loba.

Portanto, namorada, noiva ou esposa, seja compreensiva. Quando um homem cometer uma infidelidade, perdoe. A culpa não é dele. É da testosterona, este hormônio maligno que pulula em seu corpo, impelindo-o de forma irreprimível ao pecado.

Feche os olhos e relegue suas pequenas e desimportantes aventuras extraconjugais. A compensação virá com o passar inexorável dos anos.

Porque, quando a testosterona dele tiver entanguido e ele passar os dias escarrapachado no sofá como um gato gordo, com uma lata de cerveja morna na mão, assistindo a XV de Piracicaba x Mogi Mirim, seus hormônios é que estarão titilando e a senhora sairá pelo mundo lampeira como um destaque de escola de samba, em busca de testosteronas melhores.

28

Estava me divertindo com a tarefa. Mas o Sant'Ana ficou com ciúmes, considerou-me uma ameaça e deu suas férias por encerradas. Voltou de Jurerê, onde planejava passar um mês, e retomou a coluna. A partir daquele dia, proibiu que eu fosse seu interino. Considerei sua reação um elogio. Não era exatamente um admirador do seu estilo de escrever, mas no rádio e na TV ele era notável.

Sant'Ana fez parte de uma geração de jornalistas que ocupavam todos os espaços da comunicação no Estado. Ele, Mendes Ribeiro, Lasier Martins, Ruy Carlos Ostermann, Lauro Quadros e Ana Amélia Lemos escreviam diariamente em jornal, falavam diariamente em rádio, apareciam diariamente na televisão. Numa época sem internet e sem TV a cabo, com poucas opções, o público passava o dia, os meses e os anos bebendo da opinião desses jornalistas.

Então, era Paulo Sant'Ana o dia inteiro, por todos os meios. Ele se tornou uma celebridade insuperável. Mesmo assim, era inexplicavelmente inseguro e, por isso, defendia seus espaços com fúria de amante enciumado. Quando Sant'Ana identificava um possível concorrente, atacava-o como se fosse seu inimigo. Tornaram-se famosas as discussões dele no Sala de Redação com o Ruy Carlos Ostermann e com o Lauro Quadros.

E é aí que eu entro na história.

Como contei antes, o Sant'Ana ficou apreensivo quando fui seu interino, no começo de 1996. A partir daquele momento, muita gente passou a dizer que eu seria seu substituto na última página do jornal. Nunca alimentei isso e nunca pretendi isso. Não teço esse tipo de planos, tento apenas fazer o melhor a cada dia e me preparar minimamente para o futuro, até por saber que projetos a longo prazo são inúteis – a vida tem o hábito de modificá-los.

O problema é que o próprio Sant'Ana começou a cevar essa expectativa. Primeiro, como brincadeira. Depois, a sério. Às vezes nós íamos a bares e restaurantes juntos, e ele sempre vinha com essa história:

– Tu vais ser meu substituto!

Uma chatice. Eu não comentava nada. Simplesmente porque estava pouco ligando para isso.

Em 2009, o Sant'Ana completou setenta anos, e o então presidente da RBS, Nelson Sirotsky, fez uma grande festa para ele. Até a governadora do Estado, Yeda Crusius, foi e cantou no palco, acompanhada do Sant'Ana. Quando cheguei, junto com a Marcinha, ele veio me abraçar, emocionado:

– O príncipe herdeiro! Chegou o príncipe herdeiro!

Quer dizer: eu era o príncipe. Ele era o rei.

Aquilo me aborrecia, mas preferia me calar. Nunca reivindiquei espaço, nunca pedi para escrever coluna ou participar de programa. Sempre fui convidado. A forma como me tornei colunista de *Zero Hora*, inclusive, é curiosa, porque foi por renúncia, não por pleito.

Em 1997, o Marcelo Rech me avisou que eu participaria da cobertura da Copa da França no ano seguinte, e acrescentou:

– Vão tu e mais um. Quando chegar mais perto da Copa, tu indicas o outro.

Bem. Ainda em 97, viajei para o Torneio da França, realizado em Lion e Paris. Depois, segui direto para a Bolívia, a fim de cobrir a Copa América. Lá já estava o Mário Marcos de Souza, um dos editores-assistentes do Esporte da *Zero* – eu era o editor-executivo, e ele e o Mauro Toralles, o "Boró", os assistentes. Durante a Copa América, falei para o Mário:

– Olha, o Marcelo disse que eu deveria escolher mais um para ir comigo à Copa do ano que vem. Vou te escolher.

O Mário, é claro, ficou muito contente. Mas, no ano seguinte, deu problema. Quando falei no nome do Mário, o Marcelo balançou a cabeça:

– O Esporte é comandado por ti, pelo Mário e pelo Boró. Não podem sair dois e ficar um. Faz o seguinte: vai tu e substitui o Mário por outro.

Não gostei do arranjo. Já tinha dito ao Mário que ele iria. Não existe nada pior do que reversão de expectativa. Além disso, eu era o editor-executivo. Se tirasse o Mário para que dois editores ficassem no Brasil, pareceria que estava me escalando. Assim preferi desistir de ir à Copa.

– Então eu fico. Vão o Mário e o Diogo Olivier – disse ao Marcelo.

O Marcelo não aceitou, queria que eu fosse. Argumentou, tentou me fazer desistir de desistir, mas eu estava resolvido. Depois de quinze dias de conversas, ele aceitou as indicações do Mário e do Diogo.

Lembro bem dessa noite. Saí do jornal e fui tomar o lotação no centro da cidade. Caminhava sozinho pela Rua da Praia e, confesso, me deu uma tristeza. Puxa, era não apenas uma Copa do Mundo: era a Copa da França. Que jornalista não quereria participar de uma cobertura de Copa? Outra:

quem podia garantir que eu seria escalado para a Copa seguinte? Depois acabei cobrindo várias Copas, mas na época não tinha como ter essa certeza. Como já disse: a vida tem mania de mudar nossos planejamentos.

Fiquei chateado, mas não falei desse sentimento a ninguém, nem para a minha mãe. O importante era que estava fazendo a coisa certa. Ou, pelo menos, o que achava certo. Segui em frente sem me queixar.

Alguns dias antes de lançarmos o caderno da Copa, o Marcelo me chamou à sala dele para fazer um convite:

– Que tal escrever uma coluninha diária no caderno da Copa?

Claro que o Marcelo não disse, mas sei que ele propôs a coluninha como compensação por eu não ter ido à França. Escrevi com muito prazer, os textos fizeram algum sucesso e, terminada a Copa, o Marcelo me chamou de novo:

– O que tu achas de manter a coluna e escrever dois dias por semana?

Ou seja: perdi a Copa da França, mas ganhei a chance de fazer o que mais gostava: escrever.

A minha efetivação como colunista fez o Sant'Ana ficar em estado de alerta, mas não abalou nossa amizade. O grande problema aconteceu quando o Nelson Sirotsky me convidou para participar do Sala de Redação no lugar do professor Ruy Carlos Ostermann, em 2011. Aí complicou. O Sant'Ana estava nitidamente incomodado com a minha presença, julgava-me uma espécie de polvo, pronto para estender meus tentáculos e lhe tomar todos os espaços. Não era mais o "príncipe herdeiro"; era o usurpador.

Ele começou a usar, no Sala, a tática que usara historicamente contra quem elegia como seu desafeto. Provocava-me todos os dias, chamava-me para a briga. Mantive distância olímpica, sem aceitar provocações. Até que, em 2013, as dores do câncer passaram a me enervar. Minha paciência esgotava-se a cada provocação. Num lindo dia de março, estava almoçando em casa e o Bernardo, então com cinco anos de idade, comentou:

– Tem um homem que xinga o papai no Sala de Redação.

Aquilo me enfureceu. Alguns amigos já tinham dito que devia reagir, que estava ficando ruim para mim, mas, agora, com meu filho falando, os limites haviam sido rompidos. Quando tomei o carro a fim de ir para a rádio, fui decidido. Ele ia ver.

Viu.

No fim do primeiro bloco do programa, ele lançou uma provocação. Era sobre o então goleiro do Grêmio, o Dida, que ele dizia ter sido contratado por indicação dele. Terçamos alguns argumentos, ele gritou e aí fui para cima.

– Baixa a bola! – eu gritava. – Baixa a bola! Grito, não! Se tu gritar, vou gritar contigo também! Baixa a bola!

Ele não esperava a minha reação agressiva, perturbou-se e, antes de o mediador Pedro Ernesto Denardin pedir os comerciais, disse que não falaria mais comigo. Na volta do programa, chorou e pediu desculpas.

No dia seguinte, sexta-feira, 8 de março, descobri que estava com um tumor no rim.

29

Nelson Rodrigues dizia que era de Otto Lara Resende a frase célebre "o mineiro só é solidário no câncer". Otto negava. Suspeito que fosse do próprio Nelson. De qualquer forma, o fato é que o câncer desperta solidariedade mesmo, e não só em mineiros. As pessoas pensam que você vai morrer em seguida e passam a tratá-lo como um cadáver virtual, uma espécie de pré-morto. É muito bom. As pessoas ficam gentis e tolerantes. Não dão mais importância às coisas sem importância, enxergam mais o que você tem de bom do que o que tem de ruim, exaltam suas qualidades e esquecem seus defeitos.

A vida como devia ser.

É claro que, se você é insensível e comete o deslize de sobreviver, tudo volta ao normal. Mas, enquanto você está ameaçado de morte, as pessoas continuam boazinhas e solidárias.

Só que com o Sant'Ana não foi assim. Quando voltei a trabalhar, depois da operação e do início do tratamento, ele me provocou de novo no Sala de Redação e de novo brigamos feio no ar. Aí se deu o episódio da bengala. O Pedro Ernesto havia encerrado o programa. Eu, furioso, levantei-me e dei um chute em uma cadeira vazia, que estava ao meu lado. O Sant'Ana, achando que fosse agredi-lo, levantou a bengala para se defender. O Cacalo, assustado, segurou a bengala. O Kenny pedia paz. Uma cena ridícula. Acabei rindo dela, depois de sair do estúdio.

Nunca mais nos falamos, eu e o Sant'Ana. Nos meses seguintes, ele escreveu um punhado de colunas sobre mim no jornal, sem jamais citar meu nome. Era sempre o homem que ele odiava, o seu inimigo, essas coisas. Desagradável. Só parou quando o Nelson Sirotsky o chamou e intercedeu – o Nelson era a única pessoa que o Sant'Ana realmente respeitava.

Entendo que ele estava em processo de degeneração física, por isso exagerou. Mas meu momento não comportava considerações, estava mais preocupado em continuar vivo. Passado um ano de tudo aquilo, as previsões do Sant'Ana se concretizaram: a diretora de redação do jornal, Marta Gleich, me convidou para assumir a última página no lugar dele. Não considerei uma vitória sobre o Sant'Ana, nem uma vingança. Apesar de tudo o que aconteceu, sei que o personagem que o Sant'Ana representava faz falta para Porto Alegre. Sem nenhuma demagogia e sem querer parecer bonzinho, digo que, se o Sant'Ana estivesse bem e voltasse ao que era antes das nossas brigas, ficaria feliz em, de vez em quando, compartilhar mesas de bares com ele. Mas é claro que não foi o que aconteceu. Sant'Ana morreu em 19 de julho de 2017.

30

MAS VAMOS LÁ. Voltando à situação de logo após a operação, o que acontecia é que as drogas funcionavam, mas apenas por alguns meses, de três a quatro em média. A munição estava se esgotando, e o inimigo não parava de avançar.

Cada droga tinha algum efeito colateral. Uma delas encheu-me a boca de aftas – extremamente desconfortável. Outra branqueou minhas sobrancelhas. Foi estranho. Estava me sentindo o Ziraldo.

Junto com as drogas por via oral, tinha de receber a infusão de um remédio chamado Zometa, para fortalecer os ossos. Passei muito mal depois da primeira infusão. Fiquei o dia inteiro deitado no sofá, sofrendo. Não conseguia nem falar. A babá do meu filho, Miriam, que ele chamava de Mimi, ficou tão abalada de me ver daquele jeito que foi para casa chorar.

Na segunda infusão, os efeitos foram mais suaves. Na terceira, quase não senti nada. Na quarta, era como se tivesse tomado Melhoral Infantil.

Descobri que tenho boa capacidade de adaptação. Ou, para usar uma palavra da moda, resiliência.

Porém, por mais resiliência que tivesse, o câncer continuava ganhando terreno.

Até que veio o resultado daquela tomografia.

Não lembro que mês era. Lembro do dia em que recebi o resultado. Era uma tarde de sol ameno e eu estava na redação da *Zero Hora*. Dois estudantes de jornalismo esperavam na portaria para me entrevistar, enquanto eu falava com o médico pelo telefone. Levantei-me da minha mesa para ter um pouco mais de privacidade e fui caminhando pela redação. Percebi, pelo tom de voz dele, que as notícias não eram boas. O médico queria que eu fosse até o consultório para conversarmos pessoalmente. Pedi para que me falasse por telefone mesmo. Ele vacilou. Insisti, insisti. Posso ser bem chato quando quero. Ele cedeu.

Estava com tumores em vários locais, doze ao todo.

– Vou fazer uma pergunta e queria que você fosse honesto – falei para o médico.

– Faça.

– Quanto tempo eu tenho.

– Difícil dizer...

– Qual a estimativa?

Depois de um silêncio de hesitação, a voz dele veio sumida:

– Se tudo der certo, cinco anos.

– Se tudo der certo?

– Sim.

– É possível ter mais tempo?

– Não. É muito improvável que você tenha mais do que esse tempo.

– Mas a grande possibilidade é ter menos tempo.

– Sim.

– Bem menos?

– Bem menos. A doença é mais agressiva do que pensávamos.

Quando desliguei o telefone, não sentia nada. Absolutamente nada. Não estava triste, nem feliz, nem aliviado, nem desesperado e nem sequer pensava coisa alguma. Fiquei só ali, de pé, olhando pela grande janela envidraçada da redação, vendo os carros que passavam pela avenida Ipiranga. Até que a telefonista gritou, da salinha dela:

– David, tem duas pessoas esperando por ti.

Os estudantes. Recebi-os em uma sala de entrevistas. Eles se sentaram à minha frente e começaram a fazer perguntas. Eu respondia sem conseguir raciocinar direito, a cabeça ainda vazia, mas o peito lentamente se preenchendo com uma sensação... que sensação era? Não sei. Não sabia na hora, não sei agora. Era algo... estranho. Hoje, ao relembrar aquilo, sinto-me mal, mas, na hora, não podia dizer que fosse ruim nem bom. Era, apenas, estranho.

Você recebeu uma sentença de morte. Não há nada de mais crucial na vida.

Só comecei a raciocinar quando saí do jornal. Tenho que espernear, pensei. Tenho que tentar de tudo, falar com as pessoas, procurar alternativas. Vou espalhar o problema, decidi. Vou compartilhar com o máximo de gente. Alguém pode ter alguma ideia.

Alguém teve.

Ao chegar em casa, corri para o telefone e liguei para São Paulo, para o dr. Carlos Dzik, do Sírio-Libanês.

– Tá feia a coisa, doutor – disse, e contei sobre o resultado do exame.

Então, o dr. Dzik, sempre tão direto e definitivo em suas opiniões, me surpreendeu:

– Não. Você tem chance. E é uma boa chance. Há um tipo de tratamento novo que é apropriado para casos como o seu. É a imunoterapia. São drogas novas, que ainda não foram lançadas, mas os laboratórios estão realizando testes.

Você pode tentar participar desses testes. Por sorte, há um médico gaúcho, aliás, ótimo médico, que está desenvolvendo um desses estudos.

O entusiasmo dele me inflou de alegria. Sabia que o dr. Dzik não falava algo para agradar. Se ele dizia que era assim, era assim.

– Quem é o médico? – perguntei.

– O nome dele é Carlos Barrios. Mas não tenho o telefone dele aqui.

Assim que desliguei, corri a procurar o telefone do dr. Barrios. Descobri em cinco minutos. Em seis, estava falando com ele. Que foi muito gentil, muito atencioso. Porém, ah, porém... sempre tem um porém... Porém, o estudo ainda não estava aberto para Porto Alegre.

– Mas está para Ijuí – acrescentou o dr. Barrios. – E o médico que está coordenando é excelente. Chama-se Fábio Franke.

Mais cinco minutos e estava falando com o dr. Fábio. Que foi, igualmente, muito atencioso.

– Que coincidência! – exclamou. – Estou indo a Porto Alegre neste sábado. Podemos marcar um encontro para falar sobre o estudo. Acho que, realmente, é adequado ao teu caso.

O dr. Fábio me passou a lista de documentos de que necessitaria para me candidatar ao estudo. Chamei a Marcinha para me ajudar a recolhê-los. Faltavam dois dias para o sábado.

31

No sábado de manhã bem cedo, eu e a Marcinha acomodamos uma pilha de documentos de três dedos de altura em uma pasta plástica e fomos nos reunir com o dr. Fábio Franke. Ele nos esperava em uma sala do Hospital Mãe de Deus. Encontramos um homem sorridente, que parecia ter trinta e poucos anos e toda a disposição para ajudar. Deu uma explicação pormenorizada do que significava aquele estudo.

Fábio é de Ijuí, cidade com pouco mais de 80 mil habitantes, situada a quatrocentos quilômetros de Porto Alegre, na região das Missões. Em 1999, a oncologia de um dos principais hospitais locais, o Hospital de Caridade, estava em crise, com possibilidade de perder a credencial do SUS e ameaçada inclusive de fechar. Fábio foi convidado a chefiar o setor. Ele havia terminado o período de residência no Hospital Conceição, de Porto Alegre. Tinha, portanto, juventude e energia. Precisaria de ambas.

Ao assumir a chefia da oncologia, a primeira providência de Fábio foi tentar manter o convênio com o SUS. Conseguiu. Passou os anos seguintes procurando alternativas para melhorar o atendimento do hospital. Até que, em 2004, ele foi a um congresso de oncologia em Chicago. Voltou dos Estados Unidos entusiasmado com os novos tratamentos, convencido de que poderia dar um salto de qualidade no seu setor, se conseguisse colocar o Hospital de Caridade no mapa das pesquisas científicas.

Essas pesquisas são realizadas pelos laboratórios europeus e americanos para desenvolvimento de novas drogas.

É preciso atender a um protocolo rigoroso, ou a droga não é aprovada. São feitos testes em laboratórios, em animais e, finalmente, em seres humanos. Os experimentos em humanos têm de ser variados, com diversos grupos étnicos.

Quando um hospital é escolhido para participar de uma dessas pesquisas, os pacientes selecionados passam a ter o tratamento pago pelo laboratório. Exames, consultas, remédios, tudo fica por conta do laboratório, e o paciente é atendido fora do SUS.

É claro que uma droga pode não dar certo, mas, em geral, quando esses remédios chegam à fase de testes com humanos é porque têm grande chance de funcionar.

Resolvido a incluir o Hospital de Caridade nas pesquisas, Fábio foi a São Paulo e visitou os representantes dos laboratórios. Mas ele era médico de uma cidade pequena, no interior profundo do Rio Grande do Sul. Quando se apresentava, os homens dos laboratórios estranhavam: "Ijuí?... What the fuck fica Ijuí?...".

Um único laboratório se interessou pelo que ele propunha e enviou uma representante a Ijuí. A moça gostou do que viu e garantiu que colocaria o Hospital de Caridade na lista de candidatos a receber novas pesquisas. Disse para Fábio esperar por seu contato e voltou a São Paulo. Mas os meses foram se passando e ela não ligava. Fábio enviou correspondências e não obteve resposta. Até que foi pessoalmente a São Paulo e lá descobriu que ela havia levado um tiro na cabeça durante um assalto, e estava inconsciente em um hospital.

Fábio procurou o substituto dela, mas foi recebido com frieza. Voltou desanimado a Ijuí, pensando no que fazer. Continuou tentando entrar em outras pesquisas, sem sucesso.

Mas nossa história tem um final feliz. Depois de um ano, a funcionária do laboratório se recuperou, retornou ao trabalho e ligou para Fábio. O Hospital de Caridade havia sido aprovado para participar de um estudo. Aquela foi a primeira pesquisa de muitas. No começo de 2017, o Hospital de Caridade acumulava 125 estudos em oncologia, atendendo a mais de quatrocentos pacientes. Tornou-se uma referência no estado.

32

Eu queria entrar exatamente em uma dessas pesquisas. Ou seja: queria ser uma cobaia. O problema é que esses protocolos são cobiçados por pacientes de todo o mundo, não basta querer para ser incluído.

No caso específico do medicamento a que me candidatei, o imunoterápico Nivolumab, teria de participar do que eles chamavam de randomização: meu nome iria para os Estados Unidos e lá eles fariam um sorteio por computador. Se eu vencesse, seria tratado com o remédio novo, o Nivolumab; se perdesse, a droga designada seria uma já aprovada, o Everolimus, similar às que já estava tomando. A intenção do estudo era comparar o efeito das duas drogas.

De qualquer forma, teria de ir de quinze em quinze dias para Ijuí. Para receber a infusão do Nivolumab ou para receber as cápsulas do medicamento mais antigo e passar por exames de sangue e tomografia.

Fábio estava otimista.

– Tu tens cinquenta por cento de chances – disse. – É um ótimo percentual. E tenho a sensação de que esse remédio é pra ti!

O resultado da randomização sairia em alguns dias. Ele me ligaria.

Despedi-me do Fábio pensando no tal percentual de cinquenta por cento de chances. Nunca fui exatamente um sucesso em concursos e sorteios. Teria sorte desta vez? Será que existe sorte?

Minha mãe Diva, minha madrinha Sônia, minha sogra Ana, minha mulher Marcinha, minha irmã Silvia, as mulheres da minha vida, todas elas, repetiam que Deus iria me ajudar. Será que podia contar com isso? Havia outros pacientes disputando o novo tratamento. Por que Deus gostava mais de mim do que deles? Seria eu especial?

A gente gosta de pensar que é especial. Acontece um acidente aéreo, morrem todos e, no dia seguinte, os jornais contam a história de um sujeito que era para estar naquele voo, mas não embarcou porque ficou preso no trânsito e chegou atrasado ao aeroporto. O cara conta, aliviado:

– Foi Deus que me botou naquele engarrafamento! Foi Deus que me salvou!

Mas por que Deus salvou a ele e não aos outros trezentos que estavam no avião? Obviamente, porque ele acha que merece, que sua vida tem um propósito. É reconfortante você acreditar que sua vida tem um propósito. Dá certa segurança: coisas ruins não vão lhe acontecer, porque você foi designado para outras tarefas. Lá em cima, no Céu, Deus adverte os auxiliares Dele:

– Olhem aqui: vai ter um terremoto e dez mil vão morrer, mas este não pode – aponta em sua direção aquele dedo que Michelangelo pintou no teto da Capela Sistina apontando para Adão. – Este – continua, com sua voz de trovão – tem uma missão a cumprir.

Quer dizer: você vai se abaixar para pegar a nota de dois reais na hora do tiro, vai estar no andar de baixo quando o fogo começar no de cima, vai se atrasar e perder o voo do avião que cai. Você é especial.

Alguém é especial? Alguém é VIP para o Todo-Poderoso?

Bem, mas eu é que não ia questionar a ajuda de Deus, se Ele estivesse disposto a fazer algo por mim. Não estava em condições de recusar ajuda nenhuma. Que viessem rezas, promessas e cirurgias espirituais.

33

Além da metafísica, passei a tomar cuidados extras com a física. O dr. Dzik havia indicado um livro que, segundo ele, poderia me ajudar. Era o *Anticâncer*, do médico e neurocientista francês David Servan-Schreiber.

Em 1992, quando tinha 31 anos de idade, Servan-Schreiber trabalhava como pesquisador da Universidade de Pittsburgh, nos Estados Unidos. Certo dia, um voluntário, que iria se submeter a uma tomografia de cérebro, faltou ao teste, e ele resolveu fazer o exame em si mesmo. Era para ser algo simples e rápido, mas os colegas de Servan-Schreiber, que acompanhavam o exame, pediram para repeti-lo.

– Tem algo errado – alegaram.

Servan-Schreiber voltou para o aparelho. Saiu dele com o diagnóstico de câncer. Tinha um tumor maligno no cérebro.

Nos meses seguintes, foi operado, fez quimioterapia, radioterapia, tudo o que os médicos recomendavam. Curou-se, mas, sete anos depois, a doença voltou com força. Nesta recidiva, a tendência seria de uma morte rápida. Foi aí que Servan-Schreiber decidiu transformar sua vida. Mudou a alimentação e o comportamento para tentar vencer a doença. Deu certo. A doença recuou e ele dizia que vivia melhor depois de ter descoberto o câncer.

Eram inúmeras as recomendações que Servan-Schreiber fazia no livro. Uma delas, a de jamais consumir qualquer tipo de açúcar. Nem o refinado, nem os derivados de massas e outros tipos de alimentos, como o arroz e o pão. Os tumores se nutrem do açúcar, alertava o médico.

      A Marcinha leu o livro também. Resultado: a rotina lá de casa alterou-se brutalmente. Massa, pão, arroz, só se fosse integral. Também devia evitar a carne vermelha e as bebidas de álcool, mas aí já achei que seria demais. Resolvi enveredar pelo caminho do meio, que, afinal, é considerado o caminho da sabedoria pelos budistas. Aumentei o consumo de peixes, mas um dia por semana me regalava com churrasco. Bani os destilados, mas continuei com o vinho e a cerveja em pequenas e tristonhas quantidades.

34

Um dia, lá estava eu, pensando em como a vida é mais alegre quando o arroz não é integral, e meu amigo Juninho ligou, avisando:

– Tenho uma má notícia.

E falou a palavra maldita. Aquela que não se diz. Câncer.

Meu amigo estava com câncer de próstata.

Fiquei desnorteado. O que era aquilo? Uma epidemia? Tentei raciocinar. No que poderia ajudá-lo? Conversamos longamente sobre a situação. O Juninho é um sujeito racional, que gosta de tratar os problemas com objetividade. Sabendo disso, não perdi tempo com lamentações nem com vãs frases de consolo, tipo "tudo vai dar certo". Concentrei-me na busca de alternativas, até porque era o que fazia no meu próprio caso. Depois de desligar, telefonei para nosso amigo comum, o Degô. Combinamos de ir juntos a São Paulo no dia em que o Juninho se submetesse à cirurgia. Pelo menos ele saberia que não estava sozinho.

A situação do Juninho me perturbou mais do que eu poderia prever. Era um novo golpe, e um golpe forte. As drogas às quais havia me candidatado, baseadas na imunoterapia, não se aplicavam ao caso dele. Pelo menos não por enquanto. Mas os cientistas diziam que elas eram o caminho para algo próximo da cura do câncer. De todos os tipos de câncer? Provavelmente não. Mas de muitos.

Já Servan-Schreiber assegurava que todos os tipos poderiam ser combatidos com seus métodos de fortalecimento do organismo do paciente. Sua lógica, de certa forma, era corroborada pelos novos tratamentos imunoterápicos.

De certa forma.

Vou fazer uma descrição grosseira do que é a imunoterapia. Se não for precisa cientificamente, espero que pelo menos seja compreensível.

O câncer é, na essência, uma célula mutante que, por algum motivo, começa a se reproduzir no organismo. Não é um vírus, não é uma bactéria, não é uma ameaça externa. É o inimigo na trincheira, mesmo.

Em geral, o sistema imunológico identifica que tem algo errado em alguma parte do corpo, envia a guarda pretoriana dos glóbulos brancos e executa o traidor. Mas, em certas ocasiões, a célula trânsfuga consegue se reproduzir, e aí é a tragédia. Células se reproduzem mais do que chineses, em proporção alarmante: uma vira duas, duas viram quatro, quatro viram oito, oito viram dezesseis, dezesseis viram trinta e duas e assim por diante, em altíssima velocidade – as células do câncer se reproduzem mais rapidamente do que as sãs.

Como as células conseguem se multiplicar, a despeito da vigilância do sistema imunológico? Que mágica elas operam?

Aí é que está.

Os cientistas descobriram que o tumor "engana" o hospedeiro. Ele envia uma mensagem ao sistema imunológico avisando que está tudo bem, que o combate pode cessar, porque o inimigo está vencido.

Só que o inimigo não está vencido, e continua crescendo em silêncio, como um alien. Quando o corpo sente os sintomas do ataque, em geral o tumor está forte demais, é preciso uma guerra sangrenta para derrotá-lo, se é que se consegue derrotá-lo.

A imunoterapia atua em duas frentes: numa, importantíssima, bloqueando a mensagem falsa. Isso faz com que o sistema imunológico continue atuando. A outra frente é alarmar o sistema imunológico, para que ele ataque o inimigo com vigor e atenção.

Essa é a grande revolução mundial no tratamento de muitos tipos de câncer. É possível que, daqui a alguns anos, a quimioterapia e a radioterapia sejam consideradas obsoletas.

Queira Deus.

É por isso que, repetindo, de certa forma, as ideias de Servan-Schreiber pareciam coerentes. Quanto mais forte estivesse o organismo, mais condições teria o sistema imunológico para o combate.

Então, eu e a Marcinha seguíamos firmes na nossa dieta anticâncer. Até um domingo em que passei algum tempo conversando por telefone com meu amigo Dinho, o jornalista Fernando Eichenberg, que mora em Paris há mais de vinte anos. O Dinho entrevistou Servan-Schreiber mais de uma vez e publicou as conversas com ele em um ótimo livro, o *Entre aspas*, volumes 1 e 2. O Dinho é um dos melhores entrevistadores que conheço, senão o melhor. Ele escreve bem, pesquisa com profundidade os assuntos sobre os quais vai tratar e invariavelmente conquista o respeito dos entrevistados.

Pedi ao Dinho para reproduzir aqui parte da entrevista com Servan-Schreiber, porque tem a ver com o que estou relatando e vai dar uma boa ideia a respeito do *Anticâncer*. É uma entrevista longa, tive de cortar bastante, o que foi duro, porque toda ela é interessante. As partes em que ele conta sobre seu regime alimentar são preciosas, porque você fica pensando como é que alguém se alimenta de coisas como iogurte de soja, gengibre fresco e linhaça. Além disso, as parcelas que selecionei da entrevista darão um aperitivo do que você encontrará no *Entre aspas*, se tiver a boa ideia de ler o livro. Aí vai:

> **Dinho** – Quando você soube que tinha câncer foi como se o "chão se abrisse" sob seus pés. Anos depois do primeiro tratamento, quando houve a recaída, foi pior saber que "o monstro não estava morto". Como você viveu esta experiência?
> **Servan-Schreiber** – A primeira vez em que sabemos que temos um câncer é algo muito curioso. Eu estava cheio de projetos, tinha 31 anos, e isso não fazia parte dos planos. Há uma frase que diz: "A vida é o que vem depois que acabamos de fazer planos". É muito útil lembrar disso nos momentos em que nada ocorre como fora previsto. Foi um verdadeiro momento de choque para mim. Mas é preciso fazer o necessário. Fiz o tratamento convencional, que me salvou a vida. Mas sete anos depois tive uma recaída, e foi algo muito duro. Temos todos esta tendência de pensar que acabou, e quando o câncer reaparece é algo bastante difícil e decepcionante. Foi aí que me disse que o tratamento que seguia não era suficiente, que seria preciso que cuidasse de mim de outra forma. Deveria buscar por mim mesmo o que fazer para estimular a capacidade do meu corpo para resistir à doença.
> (...)

Dinho – Entre as causas que poderiam ter colaborado para o surgimento do câncer em seu corpo, você cita o fato de ter brincado na infância em meio a vinhas infestadas de pesticidas, o seu complicado estado emocional logo antes da recaída ou a alimentação nociva a sua saúde.

Servan-Schreiber – Nunca é uma só coisa. O câncer é a parte aparente do iceberg. Todos temos células cancerosas. Uma pessoa em cada quatro morrerá de câncer. Três em cada quatro não morrerão. Há fatores que permitem resistir. O que faz com que se tenha câncer? É quando existem mais fatores que favorecem as células cancerosas do que fatores que as detêm. Quando há um desequilíbrio entre os dois, o câncer se manifesta, é algo simples assim. E entre os fatores que favorecem o câncer estão, efetivamente, os pesticidas, a contaminação química do meio ambiente, as gorduras ômega-6, o açúcar, a carne vermelha, a falta de atividade física, o tabaco, o álcool, a parte psicológica. Uns se acumulam aos outros e favorecem sem parar o aumento das células cancerosas. E se não há, do outro lado, algo para resistir a isso, surge a doença. Ao se entender este processo, compreende-se melhor como se pode lutar contra o câncer.

Dinho – Foi na época do reaparecimento de seu câncer que você compreendeu que deveria agir diferentemente para combater a doença.

Servan-Schreiber – O que compreendi de mais incrível, porque ninguém nunca fala, é o seguinte: o que se pode fazer contra as doenças cardiovasculares funciona

também para o câncer. É incrível, ninguém sabe disso. E todos os estudos provam isso, não é algo misterioso. Todo mundo sabe que, mudando seu comportamento, pode agir sobre as doenças cardiovasculares, seja para evitá-las ou curá-las. Alguém que teve um enfarte deve fazer esporte, parar de fumar, mudar a alimentação. Todo mundo sabe disso. Para o câncer, as pessoas acham que não é a mesma coisa, que não se pode fazer nada. E não é verdade. É a mesma coisa. É muito simples como mensagem.
Dinho – Você praticou jogging hoje?
Servan-Schreiber – Certamente. Hoje pela manhã. (...)
Dinho – Você meditou?
Servan-Schreiber – Hoje meditei pouco, apenas vinte minutos. Gosto de fazer pela manhã, escovo os dentes, depois faço ioga e medito.
Dinho – Fez exercícios de respiração?
Servan-Schreiber – Durante a meditação, faço exercícios de respiração. O que mais ajuda é fazer três vezes por dia, durante três minutos a cada vez. Não é muito fácil achar tempo para isso, mas, ao mesmo tempo, não é muito. É o tempo gasto para se escovar os dentes, por exemplo. As pessoas que fazem isso têm suas vidas alteradas em duas ou três semanas. E chega uma hora em que não se pode mais não fazer. (...)
Dinho – O que você comeu no café da manhã?
Servan-Schreiber – Meu café da manhã é composto de uma maçã bio, com iogurte de soja, gengibre fresco e linhaça. Há variações, mas no geral é isso. Pode-se colocar granola bio.

Dinho – E no almoço?
Servan-Schreiber – Comi couve roxa com cebola, cozida no cúrcuma misturado com pimenta-do-reino e óleo de oliva, além de tofu. Estava delicioso. Para acompanhar, pão de cereais integral. Como sobremesa, comi frutas vermelhas com molho de agave e de gengibre.
Dinho – Pesquisas mostram que certos alimentos ajudam também a potencializar tratamentos convencionais, como o chá verde, no caso da radioterapia, e o cúrcuma, para a quimioterapia. Como é isso?
Servan-Schreiber – São alimentos que atuam em sinergia com o tratamento. São mecanismos complementares. Essa é beleza destes tratamentos pela alimentação ou pelo esporte. Os tratamentos químicos miram um ou dois mecanismos biológicos. Mas as células cancerosas desenvolvem resistências a estes tratamentos. A beleza da alimentação é que em cada alimento há múltiplas moléculas fitoquímicas anticâncer que atuam sobre diferentes mecanismos e reduzem a progressão do câncer. Nenhuma delas é tão forte como um medicamento, mas quando, todos os dias, três vezes por dia, damos ao nosso corpo coisas que contribuem para que resista a todos os diferentes mecanismos necessários à progressão do câncer, isso pode ter um efeito considerável.
Dinho – Não se trata, como você diz, somente de ingerir bons alimentos, mas de evitar os ruins.
Servan-Schreiber – Eu aconselho começar acrescentando as boas coisas, porque é difícil mudar os hábitos. É difícil parar de comer açúcar, carne, batata frita. Não

vale a pena começar desta forma, mas sim acrescentando à alimentação chá verde, cúrcuma, colocar alho, alho-poró e cebola em cada prato que você comer. Fazendo assim, é mais fácil.

Dinho – O açúcar é realmente um veneno?

Servan-Schreiber – O açúcar alimenta diretamente as células cancerosas. O que se faz para detectar um câncer? Injeta-se glicose radioativa para ver onde ela se acumula no corpo. Chama-se um PET Scan. Por quê? Porque o câncer necessita de açúcar para crescer. Observa-se onde há acumulação de açúcar, e ali há um câncer. Nós passamos de um consumo de cinco quilos de açúcar por pessoa ao ano, em 1820, para setenta quilos! Passamos a alimentar a progressão de todas essas células cancerosas que fazem parte do corpo.

Dinho – Você alerta para estudos que provam uma relação direta entre a incidência de câncer e o consumo de carne vermelha, frios e laticínios, e cita o caso do Brasil, onde a carne é parte importante da dieta.

Servan-Schreiber – E no Brasil a carne é muito rica em gordura ômega-6, porque os animais recebem uma má alimentação. O Fundo Mundial de Pesquisas sobre o Câncer (WCRF, na sigla em inglês) diz que se deveria comer no máximo 300 g de carne vermelha por semana. Hoje, se come 300 g por dia! Na Argentina e em certas regiões do Brasil, o volume deve ser ainda maior. São índices completamente delirantes. A média na dieta francesa hoje é feita de quinze vezes mais gorduras ômega-6 do que ômega-3, e se comemos com frequência em estabelecimentos de fast-food, a diferença

aumenta para quarenta vezes mais o ômega-6. Isto vem do azeite de girassol, de milho, dos óleos vegetais de produtos industrializados. É ruim por incentivar o câncer, doenças cardiovasculares, artrite, Alzheimer, depressão, todas as doenças crônicas degenerativas, problemas presentes bem mais no Ocidente do que na Ásia, mesmo que eles lá estejam nos alcançando, porque estão adotando nossos hábitos alimentares.
(...)

Dinho – No aumento de nossas defesas naturais, você insiste que o tratamento do corpo também passa pelo do espírito.

Servan-Schreiber – O importante é administrar as reações ao estresse. O estresse não provoca câncer, mas certas reações ao estresse podem alimentar a progressão de um câncer já existente. É preciso aprender a buscar recursos para reagir ao estresse de forma diferente. Pode ser nas relações com os outros. Uma das formas mais eficazes de gerir o estresse é se relacionar. Pode ser também aprendendo a dar atenção a si mesmo, por meio da meditação ou de exercícios como o da coerência cardíaca (...).

Dinho – Você diz que vivemos sob a tirania dos antibióticos, mas também dos medicamentos psicotrópicos, ansiolíticos e antidepressivos, receitados de forma abusiva para combater o estresse, a ansiedade e a depressão.

Servan-Schreiber – Os medicamentos antibióticos e antidepressivos são uma das maiores descobertas científicas da medicina do século XX. Não se trata de criticá-los. Muitas pessoas tiveram a vida salva pelos antidepressivos, e ocorreu também um verdadeiro avanço científico, pois, hoje, eles provocam muito menos efeitos colaterais do que no passado. O que não é normal é o desequilíbrio com o qual eles são utilizados. Hoje, tanto nos Estados Unidos como na França – ignoro como seja no Brasil –, é praticamente impossível sair do consultório de seu clínico sem a prescrição de um antidepressivo. O lítio e outros medicamentos são muito eficazes. O importante é utilizá-los em casos legítimos e justificados, e não a torto e a direito. O que denuncio é o uso irresponsável dos medicamentos. Um francês em cada sete toma antidepressivo ou ansiolítico, e isto não tem nenhum sentido. Nos Estados Unidos, cerca de 10 milhões de americanos tomam antidepressivos. Isto é anormal. Esta medicina não reconhece que o corpo e o cérebro emocional têm sua própria capacidade de adaptação e reequilíbrio. É preciso utilizar estes mecanismos, exatamente o que fazem os métodos naturais de tratamento contra o estresse, a ansiedade e a depressão.

Dinho – Em relação à psicanálise, você chegou a dizer que, muitas vezes, trata-se de uma perda de tempo.

Servan-Schreiber – O que eu digo é que o objetivo da psicanálise não é o de curar. E foi Lacan (Jacques Lacan, psicanalista francês – 1901-1981) quem disse isso. Ele afirmou: o objetivo da psicanálise é a compreensão de si mesmo, e a cura, quando ocorre, é um benefício a mais. Eu sou médico, e o que me interessa é a cura. Toda minha vocação e meu interesse pela medicina está em aliviar o sofrimento das pessoas. É bastante presunçoso escrever um livro com o título de "curar", mas me permiti fazê-lo porque a definição de cura é muito simples: quando os sintomas desaparecem, e não retornam. Isto é muito claro quando se fala de pneumonia, por exemplo. Você sofre de uma pneumonia, eu receito antibióticos, e dez anos depois você não apresenta mais os sintomas e não sofre mais da doença. Normalmente, é um mal que não reaparece. Vi – e está nos livros científicos, não sou o único a afirmar – pessoas serem curadas por estes métodos naturais, e os sintomas não reaparecerem. Então, pode-se falar de cura. Apresente-me um estudo sobre a psicanálise que mostre isso. Não conheço nenhum. Não estamos no mesmo domínio de aplicação. Não se trata de dizer que a psicanálise é uma perda de tempo. Depende do que você quer. E são os próprios psicanalistas que dizem isso. Muitos pacientes que vêm me consultar seguem um tratamento psicanalítico. Não vejo nenhum inconveniente nisso, são coisas complementares.

(...)

Dinho – O seu discurso, por vezes, assemelha-se a aforismos budistas.

Servan-Schreiber – Gosto bastante da expressão *mind-body medicine* (medicina do corpo e da mente). Ela define a integração do que existe de melhor na medicina convencional com o que funciona nesta medicina que utiliza as capacidades de autocura, de autocorreção no interior do corpo e do cérebro. Mas não é preciso se tornar um budista. Estive recentemente em um debate com o Dalai Lama (líder tibetano), em Boston, e ele disse ao final de sua conferência: "Você não precisa crer na reencarnação, no nirvana ou nas deidades budistas, comece simplesmente tendo mais emoções positivas do que negativas e concentrando seu espírito e sua atenção nisso. Assim já começará a ser um ser humano muito mais evoluído".

Dinho – Em resumo, seus métodos não trazem nenhuma novidade, mas a comprovação científica das técnicas.

Servan-Schreiber – A ideia de que se pode ser curado pela nutrição não é nova. Hipócrates já dizia isso. Acupuntura, nutrição, exercício físico, nada disso é novo. A coerência cardíaca é inspirada em tipos de meditação que datam de cinco mil anos. O novo é que começamos a ter estudos científicos que mostram que os métodos funcionam, e também começa-se a entender alguns de seus mecanismos. Graças às novas imagens cerebrais, começamos a entender como funciona a acupuntura, como certos pontos podem anestesiar o centro de ligação da ansiedade no cérebro. Isto é apaixonante, e não se sabia. Na questão da nutrição, começamos a perceber no nível bioquímico a importância dos ácidos graxos ômega-3 na própria constituição das membranas neuronais, no equilíbrio emocional e no controle das reações de inflamação no corpo. Isso é revolucionário. Sabíamos que a nutrição era importante, mas não com tanta precisão que alguns aspectos poderiam ter um grande impacto no equilíbrio emocional. Nesta área, há quatro estudos de caso de pacientes sofrendo de problemas emocionais citados no meu livro, realizados nos últimos quatro anos. Isso não existia, é recente. Temos a prova científica de que funciona. No caso dos exercícios físicos, há dois estudos comparando a prática do jogging com o uso de um antidepressivo moderno extremamente eficaz, o Zoloft. Isso é recente, de 2001 e 2002. O estudo sobre a papel dos animais de estimação no equilíbrio emocional datam dos últimos cinco anos. Não é nenhuma novidade dizer que ter um gato ou um cachorro faz bem. Mas, sem os estudos científicos, não podemos recomendar isso num dossiê médico no hospital. Foi por isso que me senti capaz de colocar tudo isso num livro, com argumentos que pudessem convencer. Os estudos científicos são novidade, e a maioria dos conceitos são antigos. O conceito é novo para o caso do EMDR ou a simulação da luz do nascer do sol.

(...)

Dinho – A integração neuroemocional pelos movimentos oculares, chamada de EMDR, e a hipnose podem realmente ajudar a resolver problemas emocionais?

Servan-Schreiber – A ideia de que se pode utilizar o movimento dos olhos e o foco no corpo para estimular os mecanismos de digestão dos traumas emocionais foi inteiramente desenvolvida por Francine Shapiro, na Califórnia, em 1982. Há catorze estudos devidamente controlados que provam esse método, recomendado por instituições médicas em vários países. O método foi aceito pelos ministérios da Saúde da Inglaterra, Irlanda e Israel. Mas ainda é algo bastante controverso. Há muitas pessoas que, apesar dos estudos científicos, não querem acreditar que funciona, porque não entendem como funciona. É o mesmo caso do lítio, que até hoje não compreendemos bem como age. O EMDR é algo totalmente provado. Também não é um medicamento, não há uma patente, não há muito dinheiro a ganhar com isso, não tem um caminho como o do Lipitor. Mas um estudo publicado há pouco mais de um ano, que compara o EMDR e o Prozac em casos de estresse pós-traumático, revelou resultados impressionantes. Após oito semanas de tratamento com o Prozac, vinte por cento das pessoas não apresentavam mais nenhum sintoma. Com o EMDR, o índice positivo foi de cinquenta por cento. Depois de dois meses, o tratamento foi suspenso. Seis meses depois, nenhum dos pacientes tratados com o Prozac melhorou. Entre os que foram tratados pelo EMDR, oitenta por cento sararam. Mas nos departamentos de psiquiatria continuam a prescrever Prozac. A cada vez que eu prescrevo Prozac, a farmácia da esquina ganha dinheiro, a indústria do transporte que distribui o remédio na França ganha dinheiro, as publicações médicas que fazem publicidade do Prozac ganham dinheiro, a indústria farmacêutica idem. O pior é que eu, como médico, mesmo sem querer, ganho dinheiro, pois meu fundo de pensão dos Estados Unidos investe no laboratório Pfizer. Então se fala muito mais do Prozac do que do EMDR, que não faz ninguém ganhar tanto dinheiro.

(...)

Dinho – As estatísticas revelam uma epidemia de câncer no mundo ocidental. Pode-se falar em "epidemia"?
Servan-Schreiber – A palavra "epidemia" não é ideia minha. São os epidemiologistas do câncer que o dizem. É óbvio que hoje temos melhores técnicas de detecção, e matematicamente temos mais casos de câncer. Mas os cânceres que não detectamos aumentam ainda mais rapidamente que os demais. O câncer do linfoma, do pâncreas, do cérebro, das crianças e dos adolescentes são os que aumentam mais rápido, e não são detectados. Então, não se trata só disso. E também não é uma questão de envelhecimento da população, porque os cânceres das crianças e dos adolescentes também aumentam muito rápido. O câncer de mama em jovens nunca aumentou tão rápido.
(...)
Dinho – Você ainda mantém um diário?
Servan-Schreiber – Escrevo um diário. Isto me toma menos de cinco minutos por dia. O diário me serve para ter uma perspectiva sobre o meu dia. É um diário de gratidão. Não escrevo sobre tudo, somente sobre os melhores momentos do dia, e por que foram os melhores. É importante, porque faz refletir, nos torna mais sensíveis ao que é positivo. Não sei se ajuda contra o câncer, mas ajuda a estar de bom humor. Melhor viver a vida de bom humor, com ou sem câncer (risos).

35

Era acerca dessa entrevista que conversava com o Dinho, naquela manhã de domingo. O Dinho elogiava Servan-Schreiber, dizia que era um homem muito agradável, muito solícito. E acrescentou:
— Eu gostava dele.
Estaquei. Fiquei em silêncio por dez segundos. "Gostava"? Estranhei aquele tempo verbal.
— Como assim, "gostava"?
— É – suspirou o Dinho. – Fiquei chateado quando ele morreu.
Arregalei os olhos:
— Ele morreu???
— Sim. Não sabia?
Falei devagar, escandindo as sílabas:
— Não vai me dizer que foi de... de...
— Sim. Foi de câncer.
— Não!
— Pois é...
A doença havia voltado, e o anticâncer morreu de câncer em 2011. Servan-Schreiber ainda teve tempo de escrever um livro de despedida, assegurando que seu método funcionava, porque devia ser combinado com os tratamentos tradicionais, mas, confesso, aquela notícia me perturbou.
Não vou mais refugar churrasco, decidi.
O negócio era esperar que fosse aceito para o tratamento com a imunoterapia. Quando será que o Fábio Franke enfim ia me ligar?
Quando?

36

FÁBIO LIGOU DOIS OU TRÊS DIAS depois da minha conversa com o Dinho.

Por volta das seis da tarde, rodava no meu carro pelo bairro Menino Deus. Ia pegar meu filho na escolinha. O celular tocou e vi que era o Fábio. Estacionei em paralelo ao meio-fio, a fim de atender.

– Oi, Fábio. Como é que estão as coisas?
– Tudo bem, David...

As reticências que ele pingou no fim da frase me deixaram levemente apreensivo.

– Saiu o resultado do sorteio?
– Saiu...

Mais reticências.

– Não deu?
– Não deu...

Perdi o sorteio. Teria de me tratar com o remédio antigo.

Mais uma derrota.

Respirei fundo. Paciência. Melhor me concentrar nas questões práticas. Falei, enfim:

– O que tenho que fazer agora?
– Tens que vir pra cá. Tens que passar por exames e pegar o frasco da droga. Vamos ver o que acontece. Pode ser que a tua reação a essa droga seja positiva, nunca se sabe...

Fábio continuou tentando me animar, falando sobre pacientes que reagiam bem àquela droga e tal, mas sempre havia reticências no fim de suas frases. Eu sabia que aquele tipo de remédio segurava a doença por três ou quatro meses, não mais do que isso. E sabia que, depois daquela droga, provavelmente só haveria mais uma ou duas para tentar alguma sobrevida. Quanto tempo ainda me restava? Seis meses? Um ano, talvez?

Não podia ficar pensando nisso. As coisas práticas, repeti para mim mesmo. Concentre-se nas coisas práticas.

Combinei de me apresentar ao hospital do Fábio na segunda-feira pela manhã e liguei o carro. Meu filho devia estar me esperando.

37

À MEIA-NOITE DE DOMINGO, lá estava eu, na rodoviária de Porto Alegre, embarcando em um ônibus para Ijuí. No Brasil, os ônibus intermunicipais são muitíssimo melhores do que nos Estados Unidos. Se as poltronas dos aviões fossem como as dos ônibus intermunicipais brasileiros, estávamos salvos, nós que temos de nos submeter às humilhações da classe econômica.

Então, conseguia dormir relativamente bem durante a viagem. Chegava a Ijuí pouco antes das cinco da madrugada. Cambaleando de sono, arrastava-me até o Hotel Vera Cruz, que ficava pertinho, a quadra e meia de distância. Pegava a chave do quarto, descansava por mais duas horas e meia e levantava-me para ir ao hospital. Fazia exames, recebia o frasco do remédio, conversava com o Fábio Franke, almoçava e tomava o ônibus de volta.

Fiz umas quatro ou cinco dessas viagens, até passar pela primeira tomografia daquele estudo específico. A droga que tomava, o Everolimus, custaria cerca de 4 mil dólares o vidrinho com trinta comprimidos, se tivesse que pagar – tinha de tomar um por dia, sempre no mesmo horário.

O resultado do primeiro exame foi excelente. O Fábio estava mais otimista do que nunca.

– Quem sabe não é esta a tua droga? – cogitou, sorrindo. Quem sabe?

Eu não sabia, ninguém sabia. Assim, preferi não cevar esperanças, mas também não fiquei pessimista. Vamos lá, pensei, apenas. Vamos lá.

Até então, os efeitos colaterais dos remédios tinham sido suportáveis, embora desagradáveis.

Até então.

As coisas iriam piorar.

Lembro do dia exato: sábado, 14 de novembro, véspera do feriado da Proclamação da República. Eu, a Marcinha e o Bernardo fomos à casa do Degô. Lá estavam vários ótimos amigos, entre eles o Juninho e sua mulher, a Dedé, que tinham vindo de São Paulo. Os outros eram o advogado Rodrigo de Assis e sua mulher Maria Pia, o Ivan Pinheiro Machado e o irmão gêmeo do Degô, o juiz Alberto Delgado. Bons amigos, somados à cerveja e ao churrasco. O que mais eu quereria para me sentir bem?

Só que não me sentia bem. Estava enjoado, febril, como que atacado por uma gripe violenta. Tanto que, no fim da tarde, disse que voltaria para casa para descansar, o que era inédito nesses convescotes que, volta e meia, seguiam madrugada adentro.

Em casa, comecei a tossir e não parei mais. À noite, a febre não me deixava dormir. Suava em abundância, a camiseta empapava e tinha de me levantar para trocá-la.

Em meio à crise, havia algo que me inquietava: se fosse efeito colateral, o médico provavelmente mandaria suspender o tratamento. Sem remédio, o câncer obviamente ganharia terreno.

Decidi, por isso, esperar um pouco mais para ligar para o médico. Talvez melhorasse...

Não melhorei. Ao contrário, fui piorando, sentindo-me cada vez mais abatido, com náuseas fortes e febre crescente. Tossia sem parar, desesperadamente. A febre só aumentava, passou dos 39 graus, aproximou-se dos 40 e, enquanto a Marcinha fazia compressas na minha testa, comecei a ter alucinações. Falava com pessoas que não estavam ali.

Resolvi que o mais sensato seria ligar para o médico. E o Fábio disse o que temia ouvir: devia suspender o remédio imediatamente.

No dia seguinte, fui fazer alguns exames. Um deles, uma pneumoscopia, tinha de ser com anestesia. Dormi na maca e os médicos enfiaram-me um tubo pela garganta. Descobriram que estava com pneumonia.

Fui melhorando nos dias seguintes. Perguntava quando poderia voltar a tomar o remédio, mas o Fábio preferiu esperar para fazer novos exames. Imaginei que aqueles dias sem tratamento cobrariam sua conta.

Cobraram.

Em dezembro, fiz mais uma tomografia em Ijuí. Depois do exame, estava no corredor do hospital, sentado em um banquinho, esperando pelo Fábio. Em geral, ele chamava o radiologista e, juntos, faziam uma análise preliminar dos resultados a fim de me dar ideia da situação. Todos os exames haviam sido bons, e o Fábio sempre me comunicava os resultados sorrindo. Mas, naquele dia, quando o vi caminhando pelo corredor, em minha direção, percebi que algo saíra errado. A expressão no rosto do Fábio era mais do que de apreensão: era de desolação. Ele me chamou a sua sala. Sentei-me.

– Está ruim, né? – perguntei.

Ele, visivelmente chateado:

– Está, sim.

Havia novos tumores, e grandes. Surpreendentemente grandes.

O quadro era grave. Conversamos por alguns minutos, eu tentando achar uma saída. E então ele disse duas frases que jamais esqueci:

– Estados Unidos, David. Tu tens que ir para os Estados Unidos.

– Como?

– Vamos ver isso agora mesmo.

Ali mesmo, na minha frente, Fábio ligou para o dr. Carlos Barrios, que estava em Porto Alegre.

– Temos que arrumar algo nos Estados Unidos – repetiu ele, enquanto esperava que o dr. Barrios atendesse. – Temos que tentar um estudo de imunoterapia.

Os dois médicos conversaram rapidamente. O dr. Barrios disse que ia ver o que poderia fazer. Combinei de ligar para ele assim que chegasse a Porto Alegre.

Na volta, no ônibus, tentei entender o que se passava. Até então, vinha acumulando derrotas. Conseguia um alento e, logo em seguida, sofria um tombo violento e outro e mais outro. Um dos tumores, no fígado, havia aumentado em proporções assustadoras, dobrando de tamanho. O fígado é um dos maiores órgãos do corpo humano, tem mais de vinte centímetros, mas, na velocidade com que crescia a doença, eu não teria muito mais tempo.

Pensei em meu pai, que morreu, exatamente, de cirrose. Ouvi dizer que, em doenças hepáticas graves, alguns pacientes chegam a vomitar o fígado, antes de morrer.

Estremeci.

Lembrei do Salim Nigri. Em 1946, quando tinha dezenove anos de idade, Salim Nigri começou a sentir que sua visão estava diminuindo. Fez exames e descobriu que estava com uma doença degenerativa que o deixaria completamente cego. Não havia saída.

Mas aquele mesmo 1946 ele dizia ter sido um dos melhores anos da sua vida. Gremista devotado, Salim se consagrou como líder da primeira torcida organizada do clube. Certo dia, na véspera de uma partida, pintou numa faixa branca a seguinte frase, em letras azuis: "Com o Grêmio, onde estiver o Grêmio". Levou a faixa para o estádio e a estendeu na arquibancada. Lupicínio Rodrigues, vendo-a, tomaria emprestada a frase, a inverteria e a imortalizaria no hino do clube: "Com o Grêmio, onde o Grêmio estiver".

Salim, de fato, ficou cego. Mas nunca perdeu o bom humor. Ligava-me quase todos os dias. Tinha uma voz grave, bonita, que acalmava o interlocutor. Um dia, já perto dos oitenta anos de idade, contou-me que estava vindo de um exame no coração. Perguntei-lhe como havia sido o resultado.

– Ótimo – respondeu.

– Parabéns – cumprimentei.

– Por quê?

– Ué? Você não disse que o resultado do exame foi ótimo?

– Sim! – ele riu. – Isso significa que vou morrer das outras coisas. Morrer do coração é muito melhor!

E eu, ao que tudo indicava, morreria "das outras coisas". Quanto tempo de sofrimento e de dor? Já ouvi gente dizer que "com a medicina de hoje, ninguém mais sente dor".

Não é verdade. Sei de muitos casos de pessoas que agonizaram horrivelmente em camas de hospital.

Maldição.

Que, pelo menos, fosse rápido.

Mas, até ser definitivamente internado, quanto tempo me restava? O que deveria fazer, neste ínterim?

Tinha de deixar minha mulher e meu filho em situação financeira segura. Fiz um rápido levantamento do que lhes deixaria. Tomei algumas decisões. Sentado na poltrona do ônibus, fui anotando as deliberações em um bloco de reportagem da *Zero Hora* (coisas práticas, coisas práticas!).

Meu filho perderia o pai com cinco ou seis anos. Muito cedo... Ele ainda precisava de mim.

Quando meu pai foi embora, eu tinha oito anos, e agora pouco me restava dele na lembrança. Senti a necessidade de fazer algo para que meu filho soubesse quem fui. Foi então que resolvi escrever esse livro. Vou fazer para ele, pensei. Vou escrever diretamente para ele, como se fosse uma carta.

Mais tarde, já que não morri, mudei um pouco o estilo, e cá estamos nós.

38

Passei os dias seguintes em contato com o dr. Barrios, costurando minha ida para os Estados Unidos. Ao mesmo tempo, dei entrada na embaixada americana com o processo de pedido de visto. Voltara a tomar o remédio, mas sentia dores novas, o que me deixava inquieto. Passaria o Réveillon e a primeira semana do novo ano na casa dos meus amigos Admar e Neca Barreto, em Santa Catarina. No dia da viagem, um sábado, acomodei as malas no carro e, conforme acertado anteriormente, liguei para o dr. Barrios.

– Podes vir até a minha casa agora? – ele perguntou. – Quero fazer um Skype com o médico que está em Boston.

Claro que podia. Avisei a Marcinha que nossa partida atrasaria um pouco e saí. Rodei até a Zona Sul, onde morava o dr. Barrios. Ele me recebeu na sala de casa, com o computador já aberto. Ligou para o médico de Boston.

Esse médico seria decisivo para a minha vida.

39

O MÉDICO DE BOSTON era um gaúcho chamado André Fay. Ele tinha, então, 31 anos de idade e estava trabalhando em uma espécie de programa de pesquisa no hospital Dana-Farber, um dos principais dos Estados Unidos no tratamento de câncer. É um médico diferenciado, que ama o que faz e se realiza ajudando as pessoas. Com Carlos Barrios e Fábio Franke, o André Fay forma um trio comparável com Pelé, Garrincha e Rivellino na oncologia brasileira. Ou Ronaldinho, Valdo e Renato, já que os três são gremistas quase tão dedicados quanto o Salim Nigri.

Traçamos um plano naquela primeira conversa via Skype. Quando fosse marcada a minha entrevista no consulado americano de São Paulo e eu recebesse o visto, avisaria o André e ele agendaria as consultas no Dana-Farber. Mas será que o consulado me concederia o visto? Será que o André conseguiria marcar as consultas? Se marcasse, será que eu conseguiria me tratar no Dana-Farber? Será que teria de ir para os Estados Unidos? Será que não seria melhor continuar o tratamento convencional que outros médicos sugeriam que fizesse no Brasil? Será? Será?

Levei essas incertezas e todas as dores para Santa Catarina. No fim de 2016, escrevi uma crônica sobre esse momento. Relendo-a agora, sinto outra vez a angústia pastosa da dúvida, de não saber o que fazer da vida para que a vida prossiga. E o bálsamo de alívio de um simples olhar amigo. Eis a crônica:

Quatro Réveillons atrás, minha situação era precária. Ou mais que isso.

Naquele fim de ano, eram consideráveis as chances de que não contemplaria o Réveillon seguinte. O câncer que descobrira meses antes havia se espalhado e sentia dores em várias partes do corpo.

Era ruim, e pior ficava devido à incerteza. Consultei mais de um médico, a fim de tomar uma decisão, e eles davam prognósticos diferentes.

O que devia fazer?

Estava na casa dos meus amigos Admar e Neca Barreto, em Santa Catarina. No fim do dia em que tudo parecia mais sombrio, eu, eles e mais a minha mulher, a Marcinha, saímos para jantar.

Não gosto muito de expor essas questões pessoais. Não por vergonha ou pudor, mas para não ficar incomodando os outros com meus problemas. Lembro de quando meu avô morreu. Ele estava com enfisema pulmonar. Em seus últimos dias, sofria com dores atrozes e não tinha disposição para se levantar ou falar. Logo ele, que havia trabalhado toda a vida, e com gosto.

Na véspera da sua morte, sentei-me à beira da cama e, para distraí-lo, tentei conversar sobre um assunto qualquer, acho que era futebol. Ele disse:

– Como vou pensar nisso agora?

Fiquei refletindo sobre aquilo. Pensei que meu avô sabia que morreria em breve, e não há evento mais importante na vida de uma pessoa do que a hora da sua morte. Mas ele sabia também que, ainda assim, em pouco tempo, mesmo as pessoas que mais o amavam, como eu, logo estariam falando de futebol, de política, do clima, das coisas comezinhas dos dias, que acabam sempre se sobrepondo às mais importantes, inclusive à mais importante delas.

A morte de todos nós, portanto, é inevitavelmente solitária. É chato transformá-la em um estorvo para os outros, que não têm nada a ver com isso.

Nossas dores e nossos problemas são só nossos, de mais ninguém. Não é por acaso que os psicanalistas são ricos – eles ganham dinheiro para ouvir os problemas alheios, algo muito valorizado. Se existissem ouvintes gratuitos à disposição, os psicanalistas morreriam à míngua.

Mas, naquele dia, falei sobre meu problema, mesmo com o risco de provocar aborrecimento ao próximo. A Marcinha, é claro, já sabia o que estava acontecendo. O Admar e a Neca, ao ouvirem, ficaram me olhando com apreensão. Disseram algumas frases de consolo, não recordo exatamente quais foram, o que recordo é a forma como me olhavam. Percebi, e creio que não me enganei, que estavam realmente preocupados, estavam realmente se sentindo tristes, estavam realmente querendo me ajudar.

Eles se importavam.

Naquela noite, depois de sair do restaurante, lembrei outra vez do meu avô. E pensei que, se era verdade que depois da morte dele meus interesses mundanos retornaram, era verdade também que eu me importei, e muito, com o que se passava com ele. Senti sua morte, e ainda sinto. Então, pensei no Admar e na Neca e nos meus tantos outros amigos e na minha família, na minha mulher, no meu filho, e concluí, pretensiosamente, que algumas pessoas no mundo se importavam comigo. Talvez até algumas pessoas que eu não conhecesse se importassem também.

Aquela ideia me animou. No dia seguinte, estava de queixo erguido. Vou fazer o melhor que puder, pensei, porque não estou sozinho. E fiz. E, por enquanto, está dando tudo certo. Sinto-me bem e feliz, neste Réveillon, embora esteja longe da maioria das pessoas que amo, entre eles o velho Admar e a jovem Neca. Tudo certo. Sei que todos eles, de alguma forma, estarão sempre comigo.

40

Recebi uma ligação do Sandro Silveira, gerente administrativo da *Zero Hora*, um dia depois desse jantar que descrevi na crônica. A entrevista no consulado americano fora marcada para o dia seguinte. Peguei o carro, com a Marcinha e o Bernardo, e toquei para Porto Alegre. Estava com a cabeça tão ocupada pelos planos de viagem que me distraí, não dei importância a um pardal logo à entrada da cidade e fui multado porque rodava a uns noventa quilômetros por hora. Que raiva, cara.

Em compensação, deu tudo certo em São Paulo. Quando disse à moça do consulado que queria viajar por razões de saúde, ela me olhou muito séria por alguns segundos e em seguida falou:

– Seu visto está liberado. Vou pedir para enviarem o passaporte para a sua casa o mais rápido possível.

Duas semanas mais tarde, estava embarcando para os Estados Unidos. Meu irmão Régis decidiu ir junto. Ele sairia dois dias depois e me encontraria em Boston. Tive uma noção de como é o inverno do Nordeste americano antes mesmo de entrar no avião: no aeroporto Salgado Filho, em Porto Alegre, fui informado de que uma nevasca havia cancelado 3 mil voos nos Estados Unidos. Teria de passar uma noite em Miami e voar só no dia posterior para Boston.

Cheguei a Miami à noite. Imaginei que deveria haver algum hotel no aeroporto, e tinha mesmo. Só que estava lotado. Não apenas o hotel: todas as poltronas de todos os saguões haviam sido ocupadas por passageiros que tinham perdido seus voos. Se quisesse ficar no aeroporto, teria de me acomodar no chão mesmo. Por sorte, Miami é uma cidade que tem estrutura. Tomei um táxi e pedi para me levar ao hotel mais próximo. Fiquei num daqueles motéis americanos de beira de estrada, muito parecido com o Bates Motel, de *Psicose*. Achei o máximo.

No meio da tarde do dia seguinte, desci em Boston. Ainda não sabia, mas esta cidade não é uma; são quatro. Boston se transforma a cada estação do ano.

No verão, fica verde-escura das folhas das árvores e amarela do sol fervente. As mulheres saem à rua dentro de shortinhos mínimos e os bares são tomados por grupos de pessoas alegres, que bebem draft beers em copos enormes, riem e mordem batatas fritas. Nas varandas, os americanos assam salsichas. Nas margens das ruas, pedalam suas bicicletas.

A primavera é curta, mas intensa. Durante quinze dias, as flores desabrocham e a cidade se torna multicolorida nos canteiros das avenidas, nas sacadas dos apartamentos e nos jardins das casas. O Public Garden, primeiro jardim botânico da América, já foi todo replantado, e está deslumbrante.

O outono é a estação mais bonita. As folhas das árvores assumem tons entre o amarelo e o vermelho. Quando ressecam, elas se jogam dos galhos e formam tapetes nas ruas e nas calçadas, e esses tapetes são tão altos que cobrem o meio-fio. Essa coloração das folhas os americanos chamam de foliage. Nos finais de semana de outubro, os bostonianos pegam seus carros e viajam até o estado vizinho de New Hampshire, onde se elevam as Montanhas Brancas. Lá, o foliage é ainda mais lindo.

O inverno é o tempo da cidade branca. A neve cobre as ruas, às vezes por três meses inteiros. As árvores estão nuas, o céu muito azul é visto sem o obstáculo das folhas. À noite, o brilho da lua reflete-se no branco da neve e dá ao céu uma cor alaranjada.

Ao sair do aeroporto, naquela tarde, deparei com a Boston invernal. Dentro do táxi, olhava pela janela e via as ruas cobertas de neve e as árvores de galhos pelados, retorcendo-se para o céu, como garras de bruxa. Vestia a minha roupa mais quente, mas era algo apropriado para o inverno gaúcho, não para 20 graus abaixo de zero. Descobri isso na noite seguinte, 23 de janeiro de 2014. Escrevi uma crônica a respeito. Uma crônica, de certa forma, profética. O título dizia muito do que queria dizer: "Para sempre. Nunca mais".

Estou nos Estados Unidos. Uma civilização calórica, definitivamente. Todo aquele bacon no café da manhã. Mas não podia ser de outra forma. Aqui na cidade em que ora me repoltreio, Boston, faz um frio... Acho graça quando os gaúchos dizem que no Rio Grande do Sul faz frio. No Rio Grande do Sul não faz frio; sente-se frio. No Norte-Nordeste americano, sim, faz muito frio, mas você só sente frio se cometer temeridades como a que cometi outra noite. Tinha de ir a um lugar a cinco minutos de caminhada do hotel em que me hospedo. Antes de sair, olhei para um par de ceroulas que dormem na minha mala. Não sou homem de usar ceroulas, ah, não, mas, lá fora, a cidade estava branca de neve. Capitulei, que às vezes o mais sábio é capitular. Vesti as ceroulas e, sobre elas, calças jeans. Mais uma camiseta dessas de esquiador, bem quente, sobreposta por um ainda mais quente blusão de esquiador e, por que não?, uma jaqueta quentíssima de esquiador. Uma meia. Duas meias. Botas que comprei na Argentina, feitas de couro de orgulhoso boi portenho. Luvas. E um gorro, obviamente de esquiador.

Mirei-me no espelho. Parecia um mendigo, mas me sentia protegido. Ilusão. No primeiro dos cinco minutos a pé, estava prestes a congelar. Dei uma corridinha, cheguei aonde tinha de chegar em uns três minutos de dor. Duas horas depois, noite já fechada, empreendi o caminho de volta. Cristo! Aqueles cinco minutos eram cinco horas. Meu nariz começou a petrificar. Li em algum lugar que, sob temperaturas excessivamente baixas, o nariz pode congelar e quebrar como um picolé espacial. Não queria que meu nariz quebrasse. Isso não, oh, Deus! O ar gelado entrava-me pelos pulmões e esfriava-me os ossos, a alma e o coração.

Talvez fosse bom eu, finalmente, possuir um coração de gelo... Quando encontrei um bar, refugiei-me no ar aquecido, sentei-me ao balcão e pedi um Bourbon. Caubói, é claro. Olhei para os lados e vi os americanos comendo frituras, ingerindo calorias, engordando debaixo de suas peles tatuadas, mas quentes. Senti saudade do calor porto-alegrense, das mulheres de saias diáfanas, do chope cremoso. Senti saudade também da saborosa comida brasileira e de ouvir o som poético da última flor do Lácio, inculta e bela. Saudade, ora, ora, e estou há tão pouco tempo aqui.

Se morasse nessas distâncias, quanta saudade não sentiria? Por coincidência, quando vagava nesses pensamentos, minha amiga Mariana Bertolucci mandou-me uma mensagem do outro lado do Atlântico: "Que saudade da nossa antiga turma do Lilliput". Lembrei-me então que, naquela época, em algum momento em que, por algum motivo, ela nos negligenciou, eu lhe disse: "Mais tarde, vamos nos separar para sempre, e tu vais sentir saudades".

    Tantos anos depois, e minha profecia daquela noite se cumpriu. Nos separamos para sempre, e ela sente saudade. Para sempre. Nunca mais. As pessoas não acreditam, mas a vida é cheia de para sempre e de nunca mais. Se morasse aqui, quantos para sempre e nunca mais acrescentaria na minha vida? Quantos estou acrescentando nesse instante, mesmo sem morar aqui? Pessoas que vou perder e que vão me perder para sempre. Sentimentos que nunca mais voltarão. Pensar nisso me deu certa melancolia. Olhei a neve lá fora. Estremeci. Pedi outro Bourbon. Caubói, é claro.

41

"Se morasse aqui", escrevi. Meses depois, moraria.

Naqueles dias frios de janeiro e fevereiro de 2014, tive consultas com os médicos americanos do Dana-Farber Hospital e, o mais importante, conheci pessoalmente o André Fay.

Atencioso, compenetrado, competente, inteligente, bom caráter, poderia encher a página de adjetivos para definir o André. Foi ele quem me orientou em meio à floresta de dúvidas em que estava perdido naquele momento. Não sabia exatamente o que fazer, nem o que me aguardava. Em primeiro lugar, achava que poderia continuar vivendo no Brasil, mesmo que o tratamento fosse feito no hospital americano.

– Não tenho vontade de morar nos Estados Unidos – disse para o André, naqueles dias.

Ele respirou fundo, virou a cabeça para um lado e sussurrou:

– Mas acho que tu vais ter que morar...

Vou?

Então, pela primeira vez, começou a se formar na minha mente a ideia de morar fora do Brasil. Hoje, a maioria dos estudantes, mesmo os de classe média baixa, fazem planos de estudar ou trabalhar no exterior, depois de concluído o Ensino Médio, mas, quando eu era guri, isso era raro. Viagens, inclusive dentro do Brasil, eram proibitivas para quem não pertencia pelo menos à classe média alta. Lembro que os jornais de Porto Alegre noticiavam, nas colunas sociais, acerca de pessoas que tinham ido "passar uma temporada no Rio de Janeiro".

Eu não tinha essas veleidades. Não suspirava pela chance de morar fora do Brasil. Nunca nem sequer havia sonhado em estudar inglês na Nova Zelândia ou em Londres, como é tão comum atualmente. Além disso, precisava trabalhar. Minha prioridade era ser repórter de jornal. E agora, depois dos cinquenta anos de idade, casado e com filho, aparecia aquela exigência de me mudar para os Estados Unidos.

Vou?

Vou.

Sou obrigado a ir.

Não cheguei a especular em demasia. Concluí, pela conversa com o André, que não havia muitas alternativas, e estava certo. Portanto, tinha de repetir o mantra: "Paciência, concentre-se nas coisas práticas". Não vou me apoquentar com medos antecipados, pensei. Vou focar na sobrevivência.

Tive consultas com dois médicos do Dana-Farber Hospital, sempre acompanhado pelo André. Um deles, especialista em câncer de rim, era o dr. Toni Choueiri, um libanês com menos de quarenta anos de idade, calvo, sorridente e otimista.

– Não se preocupe – ele disse. – Você é o meu paciente em melhores condições. Há muitas chances de resolver esse problema. Há várias drogas em teste, mas eu sugiro um estudo com imunoterapia.

Saí do consultório animado.

A consulta seguinte seria com um alemão, o dr. Patrick Ott, responsável pelos estudos com novos medicamentos. Caberia a ele a minha colocação em algum teste. Depois de examinar meus dados, ele repetiu o que havia dito o dr. Choueiri:

– Temos estudos abertos já, mas não para imunoterapia. Penso que, no seu caso, o ideal é a imunoterapia. Mas ainda não sei quando vão ser abertas as novas fases dos estudos, quando você poderia entrar.

– Se eu entrar agora em outro estudo, posso me candidatar depois para um com a imunoterapia? – perguntei.

– Não. Você terá de escolher.

Quando tenho esses dilemas pela frente, faço o seguinte raciocínio: em primeiro lugar, quero o melhor. O ideal. Se, por qualquer motivo, não puder ter o ideal, quero o segundo melhor, o que mais se aproxima do ideal. Se também não der, quero o terceiro, e assim por diante. Minha escolha é sempre ter o melhor dentro das condições que se apresentam. Isso facilita a decisão. Assim, no caso do tratamento, minha pergunta foi simples:

– Qual é o ideal?

– O ideal é a imunoterapia.

– É esse que eu quero. Posso esperar para fazer? Vou ter tempo?

– Vamos receitar uma droga que provavelmente vai segurar a situação até o estudo ser liberado.

Foi o que aconteceu. Voltei ao Brasil com o novo medicamento, que também tomava por via oral, e torcendo para que o estudo fosse liberado o quanto antes.

Mas não foi.

Os meses iam se passando, e eu não recebia nenhuma notícia dos médicos. Enquanto isso, fiquei planejando minha ida aos Estados Unidos. Ainda não sabia quanto tempo teria de ficar morando fora do Brasil. Havia uma perspectiva de que o tratamento duraria três meses. Eu e a Marcinha discutíamos se ela e o Bernardo deveriam ir comigo. Eu achava que não. Seria muito ruim interromper a escola do Bernardo. Mas a Marcinha insistia: ela queria ir.

42

Durante esse tempo de incertezas, descobri que, logo depois da operação em que me foi extraído o rim, um médico da cidade disse para um bom amigo meu:

– Te prepara, teu amigo não tem mais do que seis meses de vida.

Pode ser que sim, pensei.

Ou pode ser que não.

Os amigos sempre foram um pilar de sustentação nesses períodos ruins. Se tem algo de que me orgulho é a quantidade e a qualidade de meus amigos. Muitos me ajudaram quando precisei. Se fosse tentar citar todos, cometeria injustiças, porque me esqueceria de alguém importante. Mas tenho de falar dos velhos companheiros do IAPI, como disse lá atrás.

Meus companheiros do IAPI são amigos de infância. Não apenas os conheço desde guri: nós nunca deixamos de nos encontrar. Sempre mantivemos contato, mesmo que às vezes morássemos em lugares separados por centenas ou até milhares de quilômetros. Durante muitos anos, saíamos semanalmente, sem falta. Todos tínhamos nossas mulheres ou namoradas, mas, às segundas, sem falta, íamos para os bares por volta das dez da noite e só voltávamos para casa quando a madrugada já estava dobrando a esquina das três ou quatro horas. Depois que me mudei para os Estados Unidos, seguimos conversando por Skype ou telefone e criamos um grupo de WhatsApp. Sempre que vou ao Brasil, reservamos uma noite para partilhar histórias e chopes.

Em 30 de agosto de 2017 escrevi sobre uma de nossas reuniões. Nos encontramos em um bar da baixa Rua da Praia, o Grelhados Rossi, um lugar sem nenhum charme especial, de luzes brancas e cadeiras de plástico, onde você não vai se encantar com nenhuma semideusa de pernas longas e minissaia curta, mas poderá trinchar um dos melhores bifes a cavalo do sul do mundo. Batatas fritas crocantes, filés dourados, arroz solto, ovos perfeitos, com sua clara dura e sua gema mole. Até a salada é apetecível. E, ao lado, a cerveja branquinha de tão gelada. Isso e mais os amigos. O que mais poderíamos querer?

Nessa crônica, conto como nós, cinquentões passando por reformas, ainda somos guris. Ou ex-guris.

Fui encontrar os velhos amigos de infância, caras com quem joguei botão e bolinha de gude, colegas de time, companheiros de farras. Nós atravessamos a infância e a adolescência juntos, fomos testemunhas do começo das vidas uns dos outros.

Quando cheguei ao bar, o Fernando já estava lá, atrás de uma cerveja gelada. Ao abraçá-lo, notei uma novidade.

– Que que é isso? – apontei para o objeto apoiado na mesa.

Era uma bengala.

– Tive um probleminha aqui na perna esquerda – ele explicou. – O médico mandou eu sair com isso para me sentir mais seguro.

– Ah... Um probleminha...

Sentamos. O garçom colocou mais um copo na mesa.

– E o Cavalo? – estranhei.

O Amilton Cavalo nunca se atrasa.

– Vai ver é o trânsito.

Antes que pudéssemos reclamar do trânsito, chegou o Jorge Barnabé. Veio rindo, como de hábito. O Jorge sempre foi um sujeito tranquilo e bem-humorado. Era um ponta-direita veloz, de chute firme e seco. Sabia irritar os adversários, mas nunca se metia em brigas. Podia até provocá-las, só que, depois, quando todo mundo se engalfinhava, ele ficava assistindo de um canto. Não sei como, com toda essa calma, foi ter um infarto, tempos atrás. Os médicos serraram o peito do Jorge do pescoço ao umbigo e afastaram os ossos até abrir um buraco por entre o qual podia passar o coração. Então, eles lhe arrancaram o coração do peito e o deitaram em uma bandeja. Enquanto uns o consertavam, outros ligaram o Jorge a uns aparelhos que o mantiveram vivo. Feito o reparo, botaram o coração lá dentro outra vez e o fecharam.

Como é que eles conseguem fazer uma coisa dessas?

– E o Cavalo? – perguntou o Jorge.

– Trânsito...

Pedimos outra cerveja. Ficamos ali, rolando conversa mesa abaixo, até que o Amilton Cavalo entrou no bar. Veio com um grande colar cervical em volta do pescoço. Arregalamos os olhos:

– O que aconteceu???

– Hérnia de disco.

Então me ocorreu: o Fernando de bengala, o Jorge com uma cicatriz lhe dividindo o peito que nem o Mississippi divide os Estados Unidos, o Amilton dentro de um colar cervical e eu também cá com minhas contingências, nós, que passávamos todo o dia de domingo no futebol e toda a noite de sábado na esbórnia, nós, agora, sentimos os efeitos do tempo. Mas, sentado à mesa com os parceiros da vida inteira, rindo e bebendo com eles, podia até sentir esses tais efeitos do tempo sem me sentir velho. Ao contrário: parecia que tinha de novo dezesseis anos de idade.

Porque é assim que é. O homem que não se cansa de aprender e que mantém o interesse pelos seus afetos pode até ser antigo, mas não será velho. Nós quatro, ali, éramos quatro guris de cabelos grisalhos. Menos o Jorge. O Jorge jura que não, mas aposto que ele pinta o cabelo.

43

Apesar do carinho dos amigos e da família, do apoio da empresa em que trabalho, da atenção dos médicos e da ação do novo remédio, em abril, no feriado da Páscoa, recebi um péssimo sinal emitido por meu próprio corpo: comecei a sentir uma dor forte na coxa, à altura da virilha. Sabia o que significava: o remédio estava perdendo o efeito. Meu tempo começava a escassear. Consultei o dr. Barrios, ele ficou preocupado, mas não tinha solução, a não ser me dar analgésicos: o estudo ainda não havia sido liberado.

A dor foi aumentando a cada dia, eu torcia para que fosse uma distensão, qualquer coisa assim, mas sabia que muito provavelmente era outro tumor que estava crescendo sem parar.

Em maio, passei a sentir dores também nas costelas. A situação começava a se complicar. Quanto tempo eu teria? Não havia outra droga para tomar, a munição estava acabando e os apaches se acercavam do forte. Só podia esperar.

Depois da terceira semana de maio, a Sétima Cavalaria surgiu no horizonte. O dr. André Fay enfim me ligou:

– Tu precisas estar em Boston em, no máximo, dez dias!

Saltei da cadeira.

– Dez dias?

– Sim. É o melhor tratamento possível. Vai durar um ano.

Um ano!

Era outra perspectiva. Agora não havia discussão: a Marcinha e o Bernardo se mudariam comigo. Mas eu teria de ir antes, enquanto o Bernardo terminava o semestre na escola e a Marcinha preparava mudança. E tinha a Copa do Mundo, o jornal quereria minha participação na cobertura e eu também queria muito participar da cobertura. E tinha a questão do dinheiro para bancar os gastos da viagem, e tinha... tinha tanta coisa...

Bem... vamos lá. Tudo novo, de novo!

44

Quando saí do Brasil para vir morar nos Estados Unidos, duas dores importantes me tolhiam os movimentos: nas costelas, do lado esquerdo do peito, e na perna esquerda, à altura da virilha. Doía muito, a ponto de mal conseguir caminhar.

Numa situação como essa, você passa o dia tenso, contraído, o que só piora o quadro: os músculos começam a doer e, por algum motivo, outros ossos, que não têm tumores, também. Assim, sentia dores na coxa esquerda, na virilha, na base da coluna, nas costelas, nas costas e no pescoço. Foi um tempo duro.

Como tinha uma espera de sete horas em São Paulo até tomar o voo para os Estados Unidos, decidi alugar um quarto no hotel do aeroporto e descansar durante aquele tempo. Uma boa ideia. Até porque não consigo dormir naquela poltrona da classe econômica do avião. Desta forma, pelo menos estava descansado para enfrentar a viagem.

Junto com uma grande mala, levava meu laptop. Não queria deixar de trabalhar – havia uma Copa do Mundo para cobrir, e combinei com os editores do jornal de mandar pelo menos um texto por dia. Não queria me sentir um peso inútil.

Mas o trabalho era a menor das minhas preocupações. Além de tentar me manter vivo, precisava organizar a vinda da minha família para Boston. Tinha de encontrar uma boa escola para o Bernardo e um bom lugar para morarmos, tinha de abrir conta em banco, comprar um celular novo, com um número americano, tinha de cumprir todas as pequenas, médias e grandes burocracias necessárias para uma mudança desta dimensão, havendo dois detalhes importantes como acréscimo nas dificuldades: não conseguia dar dois passos sem sentir muita dor e meu inglês era precário.

Devo ter feito uns quinze ou vinte cursos de inglês na vida, sem completar nenhum. Antes de morar nos Estados Unidos, viajei por grande parte do mundo, sempre me saindo razoavelmente bem com um pedaço de inglês mais um pedaço de espanhol. Achava que sabia falar um pouco da língua de Shakespeare e Megan Fox. Meu pouco era quase nada.

Um dia, para tentar alugar o apartamento, tive de falar com o agente da imobiliária por telefone. Jesus Cristo. Chegava a suar, tal o esforço para entender o que o americano dizia. Ainda hoje, se estou distraído e um americano vem falar comigo sobre algo que não está no contexto, me atrapalho todo, tenho que pedir para repetir. É que, como trabalho em português, escrevo em português e passo o dia falando em português, obviamente penso em português. Aí, na hora de usar o inglês, tem de ligar uma chavezinha no cérebro.

Vou reproduzir uma crônica que escrevi em 2017, depois de mais de três anos morando nos Estados Unidos, para você compreender como me sentia quando cheguei:

Meu primeiro pensamento, ao ver aquela mãe que conduzia suas duas filhas pequenas, foi: ela vai bater no poste.

Não era um automóvel que ela levava, era um carrinho de bebê com dois lugares, ocupados por duas meninas pequenas. Elas eram loirinhas e muito bonitinhas. Estavam sentadas lado a lado, silenciosas, ignorando o que o destino lhes reservava.

A mãe também era loira e não destituída de algum encanto. Era jovem, esguia e alta, provavelmente da minha altura. Vinha falando ao celular, tão entretida na conversa, que não percebia que empurrava o carrinho com as crianças exatamente para um grande e sólido poste de cimento a alguns metros de distância.

Eu caminhava no sentido oposto, aproximando-me dela, muito longe para dar o alarme sobre a colisão iminente, mas perto o suficiente para constatar que, sim, ela ia acertar o poste e, não, ela não olhava para onde empurrava o carrinho. Pior: ela caminhava em alta velocidade, apressada, decerto por causa da pessoa com quem falava ao telefone.

Não era uma cena comum, por dois motivos. Um: há poucos postes por aqui. A fiação de telefonia e de energia elétrica em geral está enterrada, o que diminui a poluição visual e, o mais importante, protege os fios das intempéries. Em mais de três anos vivendo em Boston, nunca faltou eletricidade na minha casa. Nunca. Nem um só minuto de um só dia. E, olha, houve várias *blizzards*, que são pesadas tempestades de neve. Antes dessas ocorrências, a defesa civil me ligou e advertiu: compre lanternas, pode faltar luz. Corri para o comércio, comprei as três últimas lanternas disponíveis em uma ferragem, e jamais as usei.

O segundo motivo pelo qual aquela cena era rara é que os americanos pouco falam ao celular. Estão sempre com o celular na mão e sempre usando-o, mas não FALANDO nele. Ficam digitando ou vendo algum vídeo ou lendo algum texto.

Então, aquela mãe distraída era em tudo diferente. Ela falava ao celular e falava alto e caminhava rápido e não via que o poste estava cada vez mais próximo. As nenezinhas continuavam indiferentes, dois anjinhos, e me deu uma angústia de salvá-las. Mas como? Deveria gritar? Como é que se diz poste em inglês? Seria *post*? Às vezes, o inglês me falha. Isso acontece sobretudo quando estou como aquela mãe: desatento, sem prestar atenção no contexto. Ah, o maldito contexto está sempre nos exigindo.

Outro dia, estava em um café com o Bernardo e a Marcinha, chamei a moça para pedir guardanapos e, em vez de falar *napkin*, falei *kidnap*. Ela me olhou assustada, e só aí percebi que tinha pedido um sequestro em vez de um guardanapo. Como não havia sequestrador à mão, ela piscou duas ou três vezes, raciocinou e voltou da cozinha com três elegantes guardanapos de pano. Que alívio.

Agora, um desastre estava em vias de ocorrer e eu não me decidia sobre como alertar a vítima. Se gritasse, talvez fosse pior. A americana poderia se assustar, poderia pensar que pretendia atacá-la e, em pânico, chamar a polícia ou sair correndo, sei lá. Melhor não gritar. Melhor falar alto e ser bem específico: "Cuidado, madame, a senhora pode colidir com o poste aí em frente e machucar suas belas filhinhas!".

Poucos metros a separavam do poste. Ela quase corria. Meu Deus! Como é que é poste mesmo? Não dava tempo de olhar no Google Translate. Um dia eu soube como dizer poste. Acho que não é *post*. No caso específico daquele poste é outra coisa. Como é que é mesmo? Como é que é mesmo? Duas palavras... Poste de luz...

Lembrei! *Pole*! Sabe *pole position*? Pois é: *pole light*. Ou seria *light pole*? *Pole light* ou *light pole*? *Pole light* ou *light pole*?

Enquanto me decidia, a mãe, CATAPUMBA!, pechou no poste.

– *My God*! – exclamei, e corri para ajudá-la, ao mesmo tempo em que tive certeza: é *light pole*.

Olhei para as crianças. Estavam perplexas, mas ilesas. Nem chorar, choraram. Perguntei para a mãe se estava tudo certo, se ela precisava de algo. Sem desgrudar o celular da orelha, ela sorriu para mim, disse que não havia problema, que estava tudo bem, considerou rapidamente se o carrinho fora avariado, concluiu que não, me desejou um bom dia e se foi, falando sem parar com a pessoa do outro lado da linha. Afastei-me, pensando nos perigos do mundo moderno e repetindo mentalmente: *light pole, light pole, light pole*... Vá que alguém precise da minha ajuda...

45

Isso tudo, repito, depois de mais de três anos. Imagine, agora, nos primeiros dias.

Sentia-me como se sente uma criança: precisava de esforço para andar e falar.

A paisagem que mais via era o interior do meu quarto, no quinto andar do Holiday Inn, na Beacon Street. Era lá que escrevia, via os jogos da Copa e falava com as pessoas do Brasil por Skype e com os americanos pelo telefone do hotel. No dia da primeira infusão, acordei cedo, escrevi meu texto e enviei para o jornal. Em seguida, tomei um táxi para o Dana-Farber. Passei o dia no hospital, primeiro fazendo exames, depois conversando com o André Fay e, por fim, recebendo a droga direto na veia, gota por gota, durante algumas horas.

No fim da tarde, ao chegar à calçada da rua, em frente ao hospital, percebi que não conseguiria caminhar mais do que uns cinco ou seis passos sem parar para descansar. Chamei um táxi, voltei para o hotel, tomei um banho e fui para a cama. Eram sete horas da noite. Minha mãe ligou pelo Skype e, ao me ver de camiseta branca, deitado, achou que ainda estava no hospital.

– Meu Deus! – ela gritou. – Tu foi internado!

– Não, mãe... Estou no hotel...

Mães são assustadas.

Assim que terminamos de conversar, dormi. Acordei doze horas depois, às sete da manhã.

Nos dias seguintes, tentei dar cabo de todas aquelas tarefas que citei acima: visitei imobiliárias e apartamentos, descobri qual era a melhor escola para meu filho, providenciei novo telefone, abri conta em banco. Isso tudo é razoavelmente simples quando você conhece o sistema, mas cada país tem sua forma de fazer as coisas. Aquilo que parece óbvio aqui é estranho lá.

Um exemplo: o aluguel você paga antecipado, não depois de um mês dentro do imóvel. Quando fui pagar o primeiro, saquei o dinheiro correspondente e, com o bolso cheio de dólares, tomei um táxi até a imobiliária. Cheguei lá, saquei o maço de notas verdes e coloquei na frente do funcionário. Ele me enviou um olhar espantado:

– O que é isso?

– O aluguel – respondi. – Vim pagar o aluguel.

– Nós não aceitamos dinheiro – ele informou. – Só cheque.

Dá para entender uma coisa dessas?

Saí de lá com meus dólares e fui ao banco, pedir um talão de cheques, que só chegou depois de uma semana. Aí voltei à imobiliária. O mesmo funcionário disse que eu poderia mandar o cheque pelo correio, sem nenhum problema.

– E o recibo? – perguntei.

– Recibo? Você mandou um cheque. O canhoto do cheque é o recibo.

É assim que é.

Falava com meu filho, minha mulher e minha mãe todos os dias pelo Skype, escrevia para o jornal, recebia as infusões, sentia saudades. Até então, estava acostumado à convivência diária com o Bernardo. Por isso, a falta dele era a que mais me doía. No dia 21 de junho ocorreu algo que me tocou muito, me tocou verdadeiramente. Escrevi uma crônica sobre isso sob o título "Ao entardecer de Boston". Ainda hoje, quando a releio, meu coração se comprime no peito.

Você envelhece, inexoravelmente envelhece, mas, em compensação, a experiência torna-o mais resistente. Você já viu tanta coisa, já sentiu tanta coisa, está preparado para qualquer contingência. Você é mais velho, sim, mas é menos tolo.

Em tese. A realidade não tem sido essa, pelo menos não a minha. Sinto-me mais sensível do que nunca com o inapelável passar dos anos, o que, confesso, me incomoda.

Bem, agora cá estou, vivendo nos Estados Unidos por essas surpresas da vida. Sabia que, nas primeiras semanas, seria duro. Tenho de me virar numa língua que não é a minha, num lugar desconhecido e estando totalmente sozinho – minha mulher e meu filho ainda levarão algumas pastosas semanas para vir.

No entanto, preparei-me para todas as dores físicas e anímicas. E estava me saindo bem, estava tudo dentro do planejado. Até que, dias atrás, saí para comer algo ao entardecer suave de Boston em junho. Caminhava pela Harvard Street admirando a paisagem, os grandes sobrados de madeira, as ruas arborizadas e floridas, e resolvi ligar para casa. Atendeu o meu filho. A felicidade aqueceu meu peito quando ouvi sua voz de menino pequeno. Começamos a conversar, conversamos bastante, só que, de repente, sem motivo aparente, ele rompeu em pranto. Não era choro de manha, era choro sentido, de soluços. Choro de tristeza. Perguntei por que ele chorava e ele respondia, resfolgando:

– Não sei, papai...

Pedi que parasse de chorar, e ele repetia:

– Não consigo, papai. Não consigo parar de chorar...

Compreendi que ele estava com saudade e não conseguia discernir o que sentia. A mesma saudade que me confrangia o coração a cada noite, antes de dormir. Demorei alguns minutos para consolá-lo. Consegui, enfim, e desliguei o telefone. Continuei caminhando pela Harvard Street sem saber exatamente o que pensar. E então, bem na minha frente, um menininho e seu pai saíram de dentro de uma loja, um café, sei lá. O menininho era um pouco mais novo do que o meu filho. Estava uns dois passos na frente do pai. Fez menção de correr e gritou:

– Me pega, papai! Me pega!

E o pai riu, fazendo menção de correr atrás dele, e ambos riram. Fiquei olhando para a cena. Não havia motivo plausível, mas aquilo me deixou ligeiramente comovido. Uma bola de sentimento subiu-me pela garganta, interrompeu-me a respiração e aí, da forma mais idiota do mundo, meus olhos se encheram d'água. Comecei a chorar. Como meu filho, minutos antes, não conseguia parar de chorar. Chorei baixinho, caminhando pela Harvard Street, ao entardecer amarelo pálido de Boston, e pensei que a idade não me defende de nada. Deveria haver uma casca neste meu peito, deveria haver uma capa protetora sobre mim, feita com a costura de todos esses anos. Mas, não. Não. A idade não me defende de nada.

46

Essa crônica resume o que senti nos meus primeiros quarenta dias de Estados Unidos. Neste tempo, afligia-me pensar se a mudança seria boa para minha mulher e para meu filho. A Marcinha é arquiteta, teria de largar o trabalho, ficar longe da família e dos amigos. O Bernardo estava contente em seu primeiro ano de escola, tinha seus amiguinhos, já começava a aprender a ler e a escrever. Seria um abalo profundo para ambos, e tudo por minha causa. Era muita responsabilidade. Valeria a pena?

O que aplacava minha inquietação era a força da minha mulher. Com suavidade, mas muita confiança, a Marcinha jamais cogitou fazer algo que não fosse me acompanhar e me ajudar naquele momento complicado da existência em que exatamente isso, existir, ou continuar existindo, era a minha tarefa.

A Marcinha foi muito corajosa. E o Bernardo também, apesar de sua pouca idade. Eles chegaram em um domingo de meados de julho, dia da final da Copa do Mundo de 2014, disputada entre Alemanha e Argentina. Eu estava apreensivo com a entrada deles nos Estados Unidos. A passagem pela imigração sempre é uma tensão. Será que daria tudo certo?

Deu.

Ou quase. No começo da manhã, a Marcinha me ligou do aeroporto de Atlanta contando que havia passado a imigração, mas uma das malas se extraviara.

Cinco minutos depois, quem me ligou foi um amigo americano, o Edward, que é casado com uma amiga brasileira, a Greice Zaffari. Estavam me convidando para passar o domingo com eles, em sua bela casa em Manchester by the Sea, a quarenta quilômetros ao Norte de Boston. Expliquei que não poderia, que a Marcinha e o Bernardo chegariam em poucas horas, e contei sobre a perda da mala. O Edward, um homem muito solícito, muito gentil, respondeu que trataria de tudo.

– Tudo o quê?

– Vou passar aí, te pego, depois vamos ao aeroporto. Conheço algumas pessoas lá, vamos resolver essa história da mala. Depois, vocês vão almoçar conosco em Manchester.

De fato, uma hora depois ele chegou à minha casa, fomos ao aeroporto e lá ele mobilizou metade da companhia aérea por causa da mala. Os funcionários se comprometeram gravemente em enviá-la para meu apartamento assim que fosse encontrada. Foi o que aconteceu, dois dias depois.

Quando a Marcinha e o Bernardo enfim chegaram, senti uma alegria que não vou esquecer. Era como se as coisas estivessem entrando no seu devido lugar. E, de certa forma, estavam mesmo. Principalmente porque, depois da terceira infusão da droga imunoterápica, as dores haviam diminuído bastante. Naquele domingo, eu já conseguia caminhar, uma grande vitória. E uma grande esperança.

Fomos para Manchester by the Sea. Edward e Greice têm dois filhos: Arthur, um loirinho de olhos azuis, que na época estava com oito anos, e Marcela, uma moreninha que andava por volta dos doze. É uma família bonita e amorosa. Fizeram tudo para que nos sentíssemos bem. Arthur levou o Bernardo para a piscina e lá eles brincaram por horas. Almoçamos, vimos a final da Copa, escrevi um texto no computador da casa e enviei ao jornal. Retornamos a Boston só à noite, depois do jantar.

Imagine o estado de exaustão física da Marcinha e do Bernardo – após uma viagem de 24 horas, eles ainda nem tinham podido realmente relaxar, porque a gente só relaxa de verdade quando está em casa. Por isso, no momento em que chegamos à porta do edifício em que moro, o Bernardo desceu do carro e saiu correndo, como se quisesse fugir do cansaço que sentia.

Foi uma noite de sono restaurador, em que aconteceu algo inédito: o Bernardo dormiu sem a companhia do bico e da naninha.

A naninha é aquele pedaço de pano que as crianças cheiram, como o que o Linus, da turma do Charlie Brown, arrasta pelas histórias em quadrinhos. O bico é a chupeta, como se diz em São Paulo e no Rio. Aos seis anos de idade, já estava na hora dele largar aqueles instrumentos de segurança da primeira infância. Mas quem diz que conseguia demovê-lo?

No Natal anterior eu havia escrito uma crônica sobre o assunto. O título é "Me ensina a esquecer", porque, realmente, eu também queria muito aprender a esquecer certas vicissitudes. Eis:

Meu filho já deveria ter largado o bico. Seis anos de idade, francamente. Ele sabe disso, tanto que, neste ano, decidiu que entregaria o bico para o Papai Noel. Desde novembro vem falando:

– No Natal, vou dar o bico para o Papai Noel. Eu vou.

Bem. Contratei um Papai Noel. Um ótimo Papai Noel. Eu mesmo quase acreditei que fosse o próprio, vindo direto do Polo Norte com seu trenó voador. Quando ele chegou à porta, batendo sino, meu guri saiu correndo pela casa:

– O bico! Tenho que achar o bico!

De fato, mal o Papai Noel entrou, ele lhe estendeu o bico:

– Ó.

Depois, encheu o Papai Noel de perguntas. Sobre o clima da Lapônia, sobre a velocidade das renas, sobre o salário dos duendes que trabalham na fábrica de brinquedos. A festa prosseguiu, depois que o Papai Noel se foi, e o meu guri se distraiu com os brinquedos novos, sobretudo com um minion, ele adora os minions. Então, chegou a hora de dormir. A hora do bico. Nesse momento, acometeu-o uma violenta síndrome de abstinência.

– O bico! – implorava, aos prantos. – Quero o bico! Liga pro Papai Noel! Liga pro celular dele!

Tentei consolá-lo sugerindo que pensasse nos brinquedos que havia recebido. Que tentasse esquecer do bico.

– Mas eu não consigo esquecer! – ele gritava. – Não consigo esquecer!

E, olhando para mim com os olhos rasos d'água, pediu:

– Pai, me ensina a esquecer! Me ensina a esquecer.

Suspirei.

Disse que ia tentar. Que aprender a esquecer talvez seja o mais importante da vida, porque a vida é feita de perdas. Que, às vezes, é fundamental deixar de lutar, aceitar a derrota e seguir em frente, porque lá adiante tudo será novo e diferente e, decerto, melhor.

– Em certas ocasiões, a gente tem que desistir, meu filho. Simplesmente desistir. Porque, depois que a gente desiste, começa a esquecer, e vai esquecendo, vai esquecendo, até que um dia aquilo não faz mais falta e a gente olha e nem quer mais.

Ele esfregou os olhos. Aprumou-se na cama:

– Eu vou desistir do bico, pai.

– Isso. Isso...

– Porque é bom esquecer.

Eis a verdade. É bom esquecer.

47

Enfim nos Estados Unidos, na manhã de segunda-feira, 14 de julho de 2014, depois de dormir em sua nova casa pela primeira vez, o Bernardo se levantou e veio do quarto com o bico e a naninha. Eu estava na sala. Ele parou na minha frente e estendeu o braço. Na mão, o bico e a naninha:
— Toma. Não quero mais.
Peguei, admirado:
— Não quer? Tem certeza?
— Não quero mais.
— Por via das dúvidas, vou guardar aqui na gaveta da cozinha. Vai que mude de ideia...
— Não vou mudar. Não vou usar mais.
E nunca mais usou.
Não sei se foi um presente que ele quis me dar ao nos reencontrarmos ou se foi uma decisão de amadurecer, de avançar um passo. Talvez tenha sido as duas coisas. De qualquer forma, aquele pequeno gesto me deixou orgulhoso do meu menino.
Outra decisão que ele tomou foi de gostar da sua nova cidade. Ele não reclamava da mudança e elogiava tudo o que via. Mas estava apreensivo com a chegada de setembro e o começo das aulas. Na escola, ninguém falava português. E ele, claro, não sabia falar inglês. Eu, com mais de cinquenta anos de idade, me apavoraria com essa situação. Como reagiria um menininho?
Apreensivo com o que aconteceria em seus primeiros dias de aula, escrevi uma crônica no último dia das férias

dele. O título foi "O menino e a árvore". Dias depois, recebi uma ligação do técnico da Seleção, o Luiz Felipe, dizendo que havia se emocionado com aquela crônica. A seguinte:

Acho grave um homem não conhecer pássaros, não conhecer árvores. Pois não conheço. Qual a diferença entre a nogueira e o castanheiro? Entre a imbuia e a cerejeira? Não faço ideia. Em minha defesa, digo apenas que não se trata de doença urbanoide: também não conheço marcas de carros. Parei no Fusca, no Opala, no Corcel e na Brasília. Será esse um ponto positivo? A ignorância pode merecer elogio? A verdade é que são muitas as coisas que não conheço e, embora não sinta falta de maiores informações sobre marca de carro, queria muito saber que árvore é essa que se espreguiça bem em frente à minha casa. É árvore grande, maior do que um edifício de sete andares, com o tronco largo como uma mesa de jantar e a copa frondosa, de folhas de forma e tamanho de mão espalmada que se curvam gentilmente sobre as casas e as pessoas pequenas lá embaixo. Enxergo essa árvore da janela francesa que há na minha sala, uma janela de parede inteira, que, aberta, dá para uma sacada amena. Tomo mate às vezes nessa sacada, e penso, porque, como se diz no Alegrete, o mate ajuda o gaúcho a pensar. Estes dias de fim de verão estão lindos, aqui na Nova Inglaterra. Hoje começam as aulas do B. Ele vai estudar de manhã, e em inglês, duas novidades. Estou ansioso para ver como se sairá. Ontem, levantei-me cedo, ao nascer do sol. Saí do quarto de pé em pé, para não acordar a Marcinha, e ia fechar a porta do quarto do B, quando ele me viu, saltou da cama e, estremunhado, acompanhou-me até a sala.

— Ainda é cedo – disse-lhe.

E ele murmurou, esfregando os olhos:

— Hoje é o último dia de férias?

Não respondi. Fui até o sofá esticado diante da janela, deitei-me de lado e, com a mão esquerda, bati no espaço que lhe deixei nas almofadas. Ele veio em silêncio, aninhou-se em meu braço e, em trinta segundos, adormeceu outra vez. Permaneci estirado, com a cabeça apoiada no braço do sofá, olhando para a grande árvore lá fora. Os esquilos corriam pelo tronco, pelos galhos. Tenho certeza de que no mínimo quatro esquilos moram naquela árvore. Será que dormem entre as folhas? Ou em buracos cavados no caule com seus dentões? É admirável como eles conseguem se equilibrar nos galhos mais finos.

A brisa da manhã balançava as folhas verde-escuras e me dava preguiça. Mas percebi que o B agora ressonava, afastei devagar sua cabeça do meu peito e, com todo cuidado, me levantei. Fui à cozinha e preparei o café. Voltei à sala com a xícara na mão, caminhei até a sacada e pus-me a olhar para a grande árvore a poucos metros de mim. Olhava ora para as folhas que dançavam ao vento e ora para o menino que dormia. Do menino pequeno para a grande árvore, da grande árvore para o menino pequeno. Sorri. Do que mais precisava para me sentir feliz? Nada, nada. Salvo, talvez, saber que árvore é aquela, afinal.

48

A Marcinha tirou uma foto do Bernardo em seu primeiro dia de aula. Ele está sentado em sua mesa, sorridente, feliz.

Essa felicidade durou pouco. Quando começou a falar com os colegas, ele percebeu que ninguém o compreendia, e ele não compreendia ninguém. Nem as professoras. Bateu-lhe o desespero. Meu filho chorava todos os dias para ir à aula. A Marcinha queria ficar um pouco mais de tempo na escola, mas as professoras a dispensavam:

– Pode ir embora. Nós sabemos o que fazer.

De fato, sabem. A capacidade dessas professoras de lidar com crianças de outros países é notável. Não por acaso: Brookline, a cidade em que moro, funciona como uma "town" independente, mas, na prática, é um bairro de Boston. Dá para ir ao centro a pé, se você quiser. A administração, a polícia e a educação, porém, são totalmente regidas pelo município. São 58 mil habitantes de diversas partes do mundo: russos, israelenses, franceses, alemães, espanhóis, iranianos, brasileiros. Só no primeiro ano do Ensino Fundamental são faladas cinquenta línguas. Sabe lá o que é isso? Cinquenta línguas!

Então, eles sabem como lidar com estrangeiros.

Mas o Bernardo sofreu nas primeiras semanas. Depois de um mês de aula, recebi um e-mail da professora. Em resumo, ela dizia que meu filho andava muito triste, falava a todo momento em morte e desenhava cemitérios. Fiquei assustado. Mostrei o e-mail para a Marcinha e chamei o

Bernardo imediatamente. Ele veio do quarto, parou diante da minha mesa e, sob o olhar da Marcinha, perguntei:

— Tu sabes que o papai tá aqui pra um tratamento de saúde, não?

Ele balançou a cabeça:

— Sei.

— Então, quero te informar, oficialmente, que está dando certo. Estou ficando bom. Tá bem?

— Tá.

E voltou a brincar em seu quarto.

Depois daqueles trinta segundos de conversa, ele mudou. Tornou-se de novo alegre e, em um mês, estava se comunicando em inglês.

49

Não menti para o Bernardo. Estava mesmo melhorando a cada dia. Em setembro, já não sentia dor alguma. Fiz a primeira tomografia depois das infusões e, um dia após o exame, às seis da manhã, o André Fay me ligou. Acordei assustado, mas só continuei assustado até dizer alô, porque em seguida o ouvi gritar:

– Parabéns!

Os tumores haviam diminuído em quarenta por cento. Era um sucesso absoluto. Nas tomografias seguintes, não foi diferente. Os tumores foram reduzindo até que se tornaram pequenas marcas que os médicos não sabiam se eram a doença ou cicatrizes dela.

– Sendo uma coisa ou outra, pouco importa – raciocinou o André. – O que importa é que tu fiques bem.

E eu estava bem. Bem com a Marcinha e o Bernardo, bem com o trabalho, bem com a cidade, bem com o país, bem com a minha nova vida.

Mas havia uma sombra nos meus dias. É que, se alguma vez você enfrentou uma doença com potencial letal, você fica... desconfiado. Qualquer dorzinha basta para deixá-lo em estado de alerta. E é então que você percebe como a cada dia o seu corpo é atormentado por dores.

É preciso, então, compreender a natureza da dor. Uma dor, digamos, comum, não haverá de durar muito tempo. Uma semana é o limite para uma dor causada por uma batida ou um mau jeito. Se continua por mais do que isso, cuidado.

No caso de um tumor, essa é uma dor que não cessa, só aumenta, porque o tumor cresce sem parar.

Passei um ano recebendo as infusões de quinze em quinze dias. Em maio de 2015, o dr. Ott anunciou:

– A próxima infusão será a última.

Arregalei os olhos.

– Por que parar, se está dando certo?

– Esse é o plano do estudo. Não pode ser alterado. Mas tudo indica que você não precisará mais da droga. Sua resposta foi ótima e a tendência é que seu corpo tenha aprendido a combater a doença e a controlá-la.

Suspirei. Preferia continuar recebendo os remédios, eles não me provocavam nenhum efeito colateral, a não ser um pouco de cansaço no dia da infusão. Mas... que fazer? Se era esse o plano dos cientistas, melhor segui-lo. A partir de então, eu teria apenas de me submeter aos exames de sangue e tomografias. Primeiro, de três em três meses, depois de seis em seis e, ao cabo de algum tempo, se tudo desse certo, de ano em ano.

E assim foi. As tomografias mostravam que o quadro estava estável e tudo parecia bem. Depois de um ano sem tomar droga alguma, nem Melhoral, comecei a sentir dor em uma costela do lado direito do peito. Aquilo prosseguiu por um mês, avisei os médicos, mas os exames continuaram não mostrando nada.

– Deve ser uma microfratura que você sofreu por causa da doença e que agora está resolvida com a droga. Está doendo porque talvez você tenha batido ou tossido muito forte – arriscou o dr. Patrick Ott. – Mas deve passar.

Passou. Só que, um mês depois, voltou, e voltou forte. Doíam-me as costelas e as costas. Queixei-me outra vez para os médicos, outra vez os exames não mostraram nada e outra vez a dor passou.

E outra vez voltou.

Estava preocupado com aquilo, mas o fato de a dor passar era bom sinal: a dor do câncer, em geral, não passa.

Em geral.

Teria uma surpresa bem ruim com aquela dor.

Mas, enquanto a surpresa não se dava, enquanto a dor ia e vinha e outras dores surgiam e desapareciam, e com elas surgiam e desapareciam também as minhas angústias, compreendi que ali havia algo importante. Algo a aprender.

Essa, aliás, é uma pergunta que me fazem sempre: o que você aprendeu com a experiência de ter tido um câncer? As pessoas querem saber no que a quase morte me modificou.

Realmente, tenho visto muita gente que passou por algo parecido dizer que a doença mudou sua vida para melhor. "Aprendi a valorizar mais a vida", dizem. "Aprendi a dar mais importância às pessoas que amo."

Isso é terrivelmente frustrante para mim. Porque sempre valorizei a vida e sempre dei importância às pessoas que amo. Então, que catzo!, isso significa que esse maldito câncer foi inútil? O cara tem câncer, sofre, passa um trabalhão, é picado, cortado e costurado, e não se torna um ser humano melhor? Que sacanagem é essa?

Bem. Com a dor física, aprendi algo, afinal. Não apenas com a dor, mas com a ameaça que a dor representa. Aprendi que não devo e não posso ficar preocupado com o futuro. Tenho de me preparar para o futuro, mas não me afligir com ele. Até porque o futuro não chega nunca. Quando chega, se transforma em presente. Aí, haverá outro futuro com que se incomodar.

Na verdade, existe só um dia no futuro, um único dia: o dia da nossa morte. Esse é o desfecho, o capítulo final. Todo o resto ficou para trás. As pessoas vão olhar para você a partir deste ponto de referência.

A respeito disso, vou contar uma história antiga, mas ótima: a história de Creso, que, a seu tempo, foi o homem mais rico do mundo. Rico e poderoso. Uma mistura de Joesley e Lula antes da Lava Jato.

Creso era rei da Lídia, que ficava na atual Turquia. Seus exércitos haviam conquistado toda a região em torno de seu reino e, segundo Heródoto, o "Pai da História", ele não apenas era bom de briga, como tinha ideias engenhosas: Creso teria sido o inventor do dinheiro.

A lista dos povos submetidos por Creso é interessantíssima, porque muitos são um mistério. Você até já deve ter lido sobre os frígios, os jônios, os dórios e os eólios, além dos trácios da Tínia e da Bitínia, mas quem seriam os mísios, os cariandínios, os calíbios, os panfílios e os paflagões?

De qualquer maneira, Creso derrotou-os e amealhou tesouros maiores do que cem Bill Gates somados.

Há outro personagem importante nessa história: o grego Sólon, que não era rico, mas era inteligente. Foi considerado um dos sete sábios da Grécia Antiga, o que não é pouco, porque os gregos antigos eram bem sabidos. Quando vivia em Atenas, Sólon melhorou as leis draconianas feitas por, bem, Drácon, e, depois, saiu a viajar, a fim de conhecer o mundo. Em suas andanças, chegou à Lídia.

O rei Creso, tendo ouvido falar dele, chamou-o ao seu palácio. Sólon foi e o rei resolveu se exibir. Mostrou a Sólon todas as suas riquezas, que eram, de fato, impressionantes. Terminado o tour, o rei perguntou:

– Você, que é sábio e que viu tanto de tudo, me diga agora: quem é o homem mais afortunado que já conheceu?

Sólon pensou um pouco e respondeu:

– Telo, de Atenas.

O rei levou um susto. Por todas as escravas trácias de bustos fartos, pernas longas e lábios carnudos, quem era esse Telo, de Atenas?

Sólon respondeu que Telo havia sido um homem bom e rico, que gerou filhos belos e nobres, e que morreu dignamente, com a espada na mão, defendendo os seus.

O rei ficou irritado com a resposta, mas se conteve. Insistiu:

– E quem foi o segundo homem mais afortunado que você conheceu?

– Ah! – disse Sólon. – Foram Cleóbis e Bíton, dois irmãos argivos.

O rei já não se aguentava mais debaixo da coroa. Rosnou com fúria real:

– E quem são esses?

Sólon contou que Cleóbis e Bíton eram atletas de grande força física. Um dia, a mãe deles estava atrasada para um compromisso importantíssimo e a parelha de bois que a levaria se atrasou. Como não havia Uber nem táxi, os irmãos não tiveram dúvidas: puseram-se na canga em lugar das bestas e puxaram a carroça com a mãe em cima. Ela chegou na hora aprazada e todo o povo argivo a cumprimentou pelos filhos dedicados que tinha. Cleóbis e Bíton também ficaram felizes, mas, mais ainda, ficaram cansados. Por isso, deitaram-se no templo para tirar uma soneca. E não acordaram mais. Morreram para que a mãe fosse pontual.

A maioria dos pais modernos preferiria chegar atrasado e manter os filhos vivos, mas não era assim que se pensava na Argos daquele tempo. Os argivos festejaram a façanha dos rapazes, inclusive a mãe, e a cidade levantou estátuas em honra deles, e todos pensaram que aquilo era muito bom.

A essa altura, Creso estava fulo. Como é que podia Sólon achar aqueles homens comuns mais felizes do que ele?

– E eu??? – gritou. – Tendo visto toda a minha riqueza, você não acha que sou afortunado?

Sólon ponderou que Creso continuava vivo e que os deuses às vezes nos pregam peças desagradáveis quando menos esperamos.

– Sua história tem de terminar para eu saber se você foi afortunado – explicou.

Creso dispensou o sábio com um dar de ombros, murmurando, de si para si, que aquele maldito grego não era tão sábio assim.

Não muito tempo depois disso, Creso cometeu a temeridade de arriscar sua sorte e atacar a Pérsia, do rei Ciro. Foi derrotado, capturado e amarrado a um poste. Sob as vistas de Ciro, os persas começaram a amontoar lenha e gravetos debaixo e em volta de Creso, preparando-se para queimá-lo vivo.

Percebendo que sua sorte acabara de vez, o agora deposto rei da Lídia lembrou-se de Sólon e começou a lamentar:

– Sólon... Sólon... Sólon...

Ouvindo-o balbuciar aquilo, Ciro perguntou quem era o deus desconhecido que Creso invocava na hora da morte. Ainda amarrado ao poste, Creso contou seu episódio com Sólon e concluiu:

– Agora sei o que ele quis dizer e aprendi a lição.

Ciro, que era esperto, compreendeu que ali havia algo importante a assimilar. Viu que ele próprio poderia se tornar um Creso, no futuro, se não tomasse cuidado. Comovido, mandou que os soldados o libertassem da pira e o nomeou seu conselheiro particular, para que nunca esquecesse que a felicidade e a riqueza são fugazes, mas a sabedoria é para sempre.

50

É UMA BOA HISTÓRIA. Mostra que o futuro é inconfiável, por isso não adianta se preocupar com ele.

A cada dia o seu cuidado, disse Jesus, e é isso mesmo. Você prepara o seu futuro. Como? Você cuida da sua cabeça e do seu corpo, tenta não dissipar patrimônio, trata as pessoas com consideração e, mais do que tudo, faz a coisa certa.

Isso é fundamental.

Se você faz a coisa certa, terá paz. Não por causa do futuro: por causa do passado. Você olhará para o passado digno que construiu e irá suspirar de contentamento: está tudo certo.

Então, o que aprendi não foi nada grandioso. Ao contrário, aprendi que não são supostas glórias ou façanhas que vão me fazer feliz, e sim a soma de dias bons. Aprendi que a cada dia você constrói o seu passado e é esse passado sólido, harmonioso e, se possível, bonito que fará com que você se sinta feliz.

51

O CERTO É QUE TENTAVA NÃO ME INQUIETAR com o futuro e me sentia em plena forma física e contente com a vida que levava. Passei dois ótimos anos nos Estados Unidos. Meu trabalho ia bem, o Bernardo gostava da escola, a Marcinha estava feliz. Boston é uma cidade maravilhosa, hospitaleira e cosmopolita.

O grande defeito de Boston é o inverno. Nem tanto por sua intensidade, mas por sua duração. O frio começa em outubro e só se vai de verdade em maio. Em janeiro e fevereiro anoitece às quatro e meia da tarde e está sempre frio, sempre, sem folga. Não existe "veranico de janeiro", por exemplo. De vez em quando a temperatura resvala para 20 abaixo de zero. É cansativo.

No inverno de 2015, o mais rigoroso em oitenta anos, a neve permaneceu intacta nas calçadas por três meses, quando a temperatura nunca subia acima de zero grau Celsius.

No fim de janeiro houve uma *blizzard*, que é a categoria mais forte de tempestade de neve. Para alguém que viveu toda a vida nos trópicos, é um evento. Você se assusta, porque os americanos o assustam. Eles são alarmistas. Uma semana antes da tempestade, era só nisso que se falava nos canais de TV e nas ruas. Dois dias antes, a Defesa Civil disparou ligações para os celulares com gravações instruindo como proceder durante a nevasca, e as redes de TV e as rádios divulgaram alertas. O prefeito de Nova York, Bill de Blasio, convocou uma entrevista coletiva e disse para os habitantes da Big Apple que aquela deveria ser a pior tempestade de todos os tempos.

– Preparem-se para o pior – rugiu.

O governador de Massachusetts, Charlie Baker, decretou estado de emergência e proibiu a circulação de quaisquer veículos que não fossem de socorro nas estradas do estado a partir das 21h da véspera da tempestade. As escolas e estabelecimentos comerciais fecharam, as consultas nos hospitais foram adiadas e todos os voos para a região foram cancelados. Nevou bastante. Depois de dois dias, havia noventa centímetros de neve acumulada nas ruas. Os bostonianos reclamavam sem parar, mas eu estava achando aquilo tudo a maior diversão. Claro, agora já não acho essas intempéries tão excitantes, mas, ainda assim, há beleza para se ver na cidade branca do inverno.

52

Depois de três invernos, vivia bem na cidade, e as tomografias, agora feitas de seis em seis meses, ainda indicavam estabilidade. De vez em quando sentia aquela dor no lado direito do peito, mas, como ela surgia e sumia, e como nada aparecia nas tomografias, acreditei que fosse mesmo uma microfratura.

Não era.

Uma tomografia realizada em março de 2017 apontou que um tumor de três centímetros crescia entre minhas costelas. Foi um forte abalo. Achava que já tinha resolvido essa questão.

Desta vez, os médicos decidiram ser radicais: eu teria de passar por uma cirurgia para retirar a lesão.

– Deve ser algo isolado – arriscou o André Fay. – Esse ponto é antigo, tu já vinhas sentindo há tempo. Por algum motivo, ele se encapsulou e se desenvolveu agora, depois de dois anos sem nenhuma medicação. De certa maneira, era algo que se esperava. Mas vamos tirar e possivelmente vai resolver.

Quando fiz os exames preparatórios para a operação, o dr. Ott advertiu:

– É uma operação grande. Não é complexa como uma cirurgia cardíaca, mas é grande e dolorida.

"Dolorida." Tinham me dito isso também quando operei o rim. Preparei-me para o pior.

O pior veio.

A cirurgia foi realizada no dia 5 de abril. Minha irmã Silvia abalou-se de Porto Alegre para Boston a fim de me ajudar. A presença dela foi fundamental, porque, de fato, eu e a Marcinha precisávamos muito de ajuda. No dia 14, escrevi uma coluna contando parte do drama. O título dizia tudo: "Meus dias no inferno". Algumas pessoas me mandaram e-mails, depois da publicação, contando que choraram ao lê-la.

Nesses dias em que estive fora, conheci, um por um, os nove círculos do inferno descrito por Dante. Tive de passar por uma operação considerada "grande" pelo cirurgião, e quando ele me disse isso me assustei, e depois vi que tinha razão para me assustar.

Não foi recidiva do câncer que há quatro anos queria me devorar, não comemorem os odiadores. Foi algo que já existia e que deveria ser extirpado e foi. Em tese, estou com saúde íntegra, embora não se possa dizer que inteiro. Foram-se saudosos pedaços de três costelas, substituídos por algo feito de um material que não sei o que é, nem pretendo descobrir o que seja.

Digo "em tese" porque, entre o nascimento e a morte, fatos sobre os quais não temos controle algum, acontece uma série de outros fatos sobre os quais acreditamos ter algum controle, mas não temos também. Ou seja: nada na vida é definitivo, tudo é em tese.

Mas vou contar um pouco do que passei, porque saber da dor dos outros às vezes nos ajuda a suportar a própria dor. Além disso, gostaria de mostrar como funciona um hospital por aqui.

É interessante.

Em primeiro lugar, os profissionais de um hospital americano têm obsessão por não errar. Pudera: um processo judicial pode ser uma catástrofe para quem perde. Assim, tudo é feito dentro de um protocolo, que precisa ser cumprido em pormenores. Porque, quando um erro é cometido, o primeiro ato dos investigadores é saber se o protocolo foi cumprido. Se alguém não o cumpriu, será responsabilizado. E punido.

Por exemplo: já na maca, na antessala de cirurgia, perguntaram-me três vezes se sabia o que o cirurgião ia fazer comigo. Na última, brinquei:

– Sei. Mudança de sexo.

A moça, primeiro, ficou perplexa, depois caiu na gargalhada. E, finalmente, me fez responder o que já havia respondido duas vezes antes.

Esse é o padrão. Uma sequência de confirmações e reconfirmações, acompanhada de informações e esclarecimentos às vezes até em excesso. Vamos tirar logo essas costelas, pô!

Tirei. Tiraram. Sofri. Acordei com dor e com dor prossegui por dias. Um troço chamado ataque espasmódico de dor, ou coisa que o valha, entrou para a minha lista de horrores, junto com os goleiros reservas do Grêmio e os políticos brasileiros que juram amar os pobres.

Esse acesso de dor é como uma cãibra absoluta. Seu corpo todo se repuxa e treme e você se transforma absolutamente em dor. Não é um ponto que dói. Não são pontos. "Você" dói. Você é dor.

Essa história de que hoje em dia os médicos conseguem controlar a dor é balela. Não conseguem. Mas tentam.

Deram-me todo tipo de droga, sobretudo as baseadas em opioides, como a morfina.

A droga que mais usei foi o Oxycodone, aquela em que o Doctor House é viciado. Você toma aquilo e começa a sentir um sono irresistível. Você precisa fechar os olhos. No exato instante em que os fecha, começam as alucinações. Nada de 72 húris de olhar modesto e nenhum pelo dançando na sua frente, nada de elefantes voadores, não. Eram extensões bizarras da realidade que me provocavam mais angústia do que encantamento. Porque eu sabia que estava delirando. Sabia que, se abrisse os olhos, aquela fantasia cessaria. Só que não queria abrir os olhos devido ao sono e à própria realidade dolorosa. Ao mesmo tempo, queria abri-los, porque aqueles "sonhos" eram aflitivos. Então, depois de um tempo que calculava ser, sei lá, uma ou duas horas, abria-os. Bem na frente da minha cama havia um relógio. Era a primeira coisa que via. Tinha se passado um minuto.

Um minuto.

E toda uma novela das nove acontecera na minha cabeça.

Não sei como o Doctor House gosta disso.

Aliás, os doctors aparecem só de vez em quando, para dar uma olhadinha em você. Mas nem precisa, devido à categoria dos enfermeiros.

Aí outra diferença em relação ao Brasil. Existe uma classe de enfermeiros, num hospital americano, que simplesmente não há no nosso país varonil. Não que os americanos sejam melhores que os brasileiros. É o tipo de enfermeiro que há cá e não há lá. Enfermeiros com autoridade e vasto conhecimento, que tomam decisões, fazem prescrições. Na prática, atuam como médicos, lidando com o paciente no momento mais delicado do procedimento. O médico titular é informado de tudo por computador.

Fiquei amigo dos quatro que se revezaram para me atender, um deles meu xará. Esse David é um negão maior do que o Paulão do Inter. Sabe tudo do seu ofício, é inteligente, sério e atencioso. Tornou-se meu amigo no xadrez on-line e no Facebook. Um dia, quando eu sofria com prisão de ventre, causada pelos remédios, ele parou diante da minha cama, lançou-me um olhar consternado e sussurrou:

– Só há uma forma de resolvermos isso...

Olhei nos olhos dele e entendi. Gaguejei:

– Sup... Sssssup... Suppository?

Ele baixou a cabeça:

– Yes. Tudo bem?

E me mostrou um supositório do tamanho de uma banana nanica.

Não sei o que foi que fiz, sinceramente, para passar por tamanhas provações.

Os médicos, em geral, não ganham "por empreitada" como no Brasil. Eles recebem salário do hospital. Então, pouco importa se o paciente é do SUS, do plano de saúde privado, se está pagando com dinheiro próprio ou se nem pagou. A relação comercial é com o hospital, não com o médico. Os pacientes são todos iguais.

O que me valeu, neste tempo, foram os meus suportes. Dos amigos, alguns se oferecendo para vir para cá. Da família, sempre presente. Da RBS, que não é uma empresa, é uma mãe. Vários chefes me ligaram, todos dizendo a mesma frase: "Fica tranquilo, nós te apoiamos". Numa hora dessas, trata-se de bem mais do que um alívio.

Bem. Depois de cinco dias sem comer nada, sem ver o sol ou o céu, voltei ao mundo exterior. Sentia-me saindo do presídio. Respirei o ar fresco da primavera bostoniana e me deu vontade de chorar.

Não chorei. Estava com raiva. Estava revoltado.

Continuei revoltado nos dias seguintes, até que, meio vacilante, levei meu filho para brincar na praça aqui perto. Sentei-me em um banco de madeira. Olhei em volta. Olhei para cima. No carvalho plantado a quatro metros de distância, vi um esquilo entrando em sua toca no grosso galho que se espreguiçava em diagonal, na direção do céu. Fiquei observando-o. Ele sumiu no buraco e, em alguns segundos, voltou, carregando algo na boca. Era um filhotinho. Tratava-se de uma mãe com sua cria. Com o bichinho preso nos dentes, ela caminhou pelo galho e deu um salto espetacular rumo ao caule. Escalou até um buraco mais acima, onde entrou. Esperei. Após um minuto, ela voltou, desceu pelo caule e pulou de novo até o galho. Retornou à toca antiga, entrou e saiu de lá com outro filhote. Fez isso mais uma vez. Por que estaria se mudando? Examinei as tocas e percebi que, na velha, a abertura era para cima. Na nova, para a lateral. Seria pressentimento de chuva? O dia estava tão bonito...

Aquela cena se fixou na minha mente. Voltei para casa e fiz o que havia algum tempo não fazia: um mate. Sentei-me na sacada. Notei que, ao longe, o horizonte escurecia. O tempo foi mudando. O céu escureceu. Logo, começou a chover. A esquila estava certa, pensei, enquanto voltava para a sala e fechava as janelas. Sorri, pensando nela, segura em sua toca aconchegante, com seus três filhotinhos e suas deliciosas bolotas de carvalho. Aquela ideia me fez bem. Senti que não estava mais com raiva. Não estava mais revoltado. É a vida, afinal, pensei. É a vida.

53

Como dissera o André, a expectativa era de que o problema fosse localizado e que, por isso, não precisasse voltar a tomar as infusões. Era a minha esperança também, mas confesso que não me sentia muito confiante. Aquele revés havia sido um abalo. A revolta tinha ido embora, mas o otimismo ainda não retornara.

A recuperação foi lenta. Fui proibido de levantar qualquer peso acima de um quilo por pelo menos seis semanas. Não podia carregar um pacote de açúcar ou levantar uma cadeira, mas devia caminhar todos os dias, o que fazia com gosto. Sempre gostei de caminhar.

Numa dessas caminhadas, a Marcinha decidiu me acompanhar. O dia estava bonito. Saímos sem pressa de casa, esticamos até a Beacon Street e passamos em um supermercado de produtos orgânicos, Whole Foods. Íamos entrar a fim de comprar algo para o almoço, mas a Marcinha propôs:

– Quem sabe comemos aquele sanduíche de atum ali do outro lado da rua?

Achei boa ideia. Era um ótimo sanduíche. Atravessamos a rua na faixa de segurança, chegamos a uma pequena estação de trem que separa os dois lados da avenida e então a Marcinha pisou em falso nos trilhos, caiu e gritou:

– Aiaiaiai! Quebrei meu pé!

Agachei-me para ajudar, mas não podia erguê-la.

– Deve ter torcido o tornozelo – falei.

Ela continuava gemendo. Tirei o calçado que ela usava e vi o pé inchando. Realmente, fora uma fratura.

Não podia haver pior momento para acontecer uma coisa daquelas. Imagine o quadro: ela não podia caminhar e eu não podia levantar nada que pesasse mais do que um dicionário Aurélio. Minha irmã já tinha ido embora. Sem familiares por perto, quem iria ao supermercado, por exemplo? Como levar o Bernardo à escola, se ela não podia se movimentar e eu tinha programa de rádio bem na hora que ele devia sair de casa?

Foi um mês difícil.

As dores continuaram a incomodar por bastante tempo. Controlava-as com analgésicos poderosos durante o dia. À noite, o chato é que só podia dormir no chamado "decúbito dorsal". De costas. Passaram-se mais de dois meses até eu conseguir me deitar de lado, mas só do lado esquerdo. O direito seguiu meio dolorido por pelo menos cinco meses.

Poder caminhar, poder levantar algum peso, poder dormir em qualquer posição. É assombroso como atividades mínimas da existência, para as quais não damos a menor atenção, fazem diferença para você se sentir bem e feliz.

O Hyldon cantou que você deve jogar suas mãos para o céu e agradecer, se acaso tiver, alguém que você gostaria que estivesse sempre com você. Isso é mesmo uma coisa boa, mas é um luxo. Poder caminhar pela rua, poder dormir tranquilamente, poder comer e beber o que quiser, poder viver sem dor, em resumo, é uma bênção.

O problema é que eu estava cheio de dores, com um corte de 22 centímetros atravessado no peito e a prótese das costelas ainda se ajeitando. Aí dava reflexo em tudo que é parte, um pouco mais em cima, um pouco mais embaixo, aqui ao lado. Até sentar era desconfortável. Comecei a desconfiar de que o fato de ter de dormir sempre de costas havia machucado algum nervo ou osso, sei lá, porque mesmo deitado, na cama, não ficava bem.

Não era isso.

Depois de mais uma tomografia, o dr. Toni Choueiri me ligou. Receber aquele telefonema fez-me ficar apreensivo. Sempre fico apreensivo antes e depois de fazer uma tomografia. Isso é algo que não consigo controlar. Por mais filosofia que faça, por mais que tente me convencer racionalmente que a preocupação é inútil, não tem jeito: fico ansioso. Aquela espada pendendo acima da minha cabeça me deixa inquieto.

Esperar o resultado da tomografia é como esperar o resultado do vestibular, com uma diferença: no vestibular, você não sabe como será o seu futuro; na tomografia, você não sabe se terá futuro.

Então, já estava tenso e, ao receber o telefonema do dr. Choueiri, mais tenso fiquei. Sabia que se tratava de notícia ruim. Se fosse boa, ele deixaria que o André Fay a comunicasse e falaria comigo na próxima consulta. Meu coração começou a bater na garganta quando ouvi a voz dele. De fato, eram más novas. Um tumor de cerca de três centímetros havia sido localizado no sacro, osso que se localiza na base da coluna.

– Você não sente dor? – perguntou o dr. Choueiri.

– Sim, sim... – eu estava meio perplexo. – Sinto desconforto.

– Não se preocupe – notei comoção na voz dele. – Vou cuidar bem de você. Você se tornou um irmão para mim.

Ouvir aquilo de um médico estrangeiro, por algum motivo, me fez bem. A frase do dr. Toni Choueiri deu uma infusão de energia no meu otimismo.

E, por falar em infusão, teria de voltar a elas. Os doutores Toni Choueiri e André Fay traçaram um plano: passaria por cinco sessões de radioterapia no sacro e, em paralelo, retomaria com a imunoterapia. Mas, como a droga que havia testado ainda não tinha sido liberada pelo FDA, seria submetido a uma similar, o Nivolumab, aquele remédio para o qual me candidatara no estudo de Ijuí e que perdera na randomização.

Foi o que fiz. A radioterapia matou o tumor no sacro. Em um mês já não sentia nenhuma dor ou desconforto no local.

Fui recebendo as infusões de Nivolumab de duas em duas semanas.

É de propósito que fiz essa construção de operadora de telemarketing, "fui recebendo". Tornei-me um gerundista. Houve tempo em que pensei que o gerúndio era um defeito, sobretudo um defeito brasileiro.

Para o brasileiro, as coisas nunca ficam prontas; estão sempre acontecendo. O gerúndio está nas nossas mentes e, por consequência, nos nossos atos. "Estou chegando." "Estou fazendo." "Estou terminando." Nada nos é definitivo. Tudo está a caminho.

Fernando Pessoa dizia: "Minha pátria é a língua portuguesa". Disse muito com isso. Porque fronteiras você estende ou encurta, nacionalidades você adquire ou até rejeita e raças sequer existem. O que define um povo é a sua língua, porque a língua é a expressão do pensamento e o pensamento é a manifestação da alma. Não é por acaso que o inglês é objetivo, que o francês é romântico, que o espanhol é explosivo, que o italiano é dramático e que o alemão rasca. É porque americanos são objetivos, franceses são românticos, espanhóis são explosivos, italianos são dramáticos e alemães podem ser rascantes.

O brasileiro, o que é? Um procrastinador. O brasileiro deixa para depois, espera um pouco e faz de última hora. Donde, o apreço pelo gerúndio.

Portugueses raramente empregam o gerúndio. Se empregassem, não teriam esgarçado o mundo entre os séculos XV e XVI, e Camões não teria cantado tão belamente que as armas e os barões assinalados, que da ocidental praia Lusitana, por mares nunca d'antes navegados, passaram ainda além da Taprobana.

Eu, com minhas pretensões, estou planejando um dia conhecer a distante Taprobana. Ou talvez não. Talvez fique por aqui mesmo. Estou pensando. Quer dizer: também eu, brasileiríssimo que sou, vivo no gerúndio, assumo esse comportamento e não critico mais nossos compatriotas que, quando você pergunta como vão, respondem:

– A gente vai levando.

Ao contrário: concluí que essa é uma prova de sabedoria. Porque, na verdade, todos vivemos no gerúndio, todos vamos levando. Estamos envelhecendo, o mundo está sempre mudando. A vida é um grande gerúndio. Como o gerúndio, ela é uma forma verbal sem ser um verbo, ela é quase um substantivo, mas nem tanto ou, quem sabe?, muito mais do que isso.

O bom da vida é o gerúndio, porque, quando não há mais gerúndio, não há mais nada a fazer: acabou.

Viva o gerúndio! Viva no gerúndio.

Você se olha no espelho todos os dias e acha que vê a mesma cara. Ilusão. Você não é mais o mesmo, você mudou, porque muda a cada dia, a cada minuto, neste exato instante você deixou de ser o que já foi. Você está em transformação, como tudo o mais à sua volta.

O grego Heráclito dizia que ninguém pode entrar no mesmo rio duas vezes, porque, quando entrar, nem ele nem o rio serão mais o que foram. Foi um rio que passou em minha vida, cantava Paulinho da Viola. O rio não passou, o rio está passando. O rio é o gerúndio líquido. O Brasil é o gerúndio em forma de um buquê de terra de 8,5 milhões de quilômetros quadrados. Como autêntico gerúndio, o Brasil nunca está pronto. Que bom. Nem eu. Estou me aprontando. Estou aprendendo. Estou vivendo.

54

Depois de cinco infusões, fiz mais uma tomografia. Não sentia qualquer dor nova, estava bem-disposto, tudo indicava que o resultado seria bom, mas, ainda assim, fiquei apreensivo: se o Nivolumab não estivesse funcionando, a situação se tornaria preocupante. Muito preocupante. O André Fay, sempre otimista, jurava que havia alternativas, mas eu sabia que seria um quadro bem mais complicado.

Tinha de dar certo, tinha de dar certo.

Deu certo.

Um dia depois do exame, o André me enviou uma mensagem por celular: "Pode abrir a champanhe. Os resultados foram ótimos".

Foi o que fiz. Saí de casa e fui à loja de bebidas que tem na esquina. Comprei uma garrafa de champanhe, voltei e chamei a Marcinha:

— Vamos brindar ali na sacada — disse a ela.

Ela veio, sorrindo. Ela sabia qual era a razão do brinde. Chocamos nossas taças, sorrimos e bebemos. Estávamos nos últimos dias de verão no norte do mundo. Olhei para a tarde que se esvaía sobre as copas das árvores de Brookline. Pensei que um dia que termina bem é uma realização. E lembrei de um texto do filósofo Sêneca que li, certa feita.

Dois mil anos atrás, ele escreveu o seguinte:

"Li isso em Epicuro hoje: 'Se queres gozar da verdadeira liberdade, escraviza-te à filosofia'. O homem que a ela se submete emancipa-se em um ponto ou em outro. O corpo, uma vez curado, frequentemente dói outra vez. Mas o espírito, uma vez curado, sara para sempre. Vou dizer o que entendo como saúde: é quando o corpo está contente e confiante. É quando compreendemos que todas as coisas que perseguimos ou com as quais sonhamos nenhuma relação têm com a felicidade. Darei o meio de medir o teu desenvolvimento: é compreender que, de todos os homens, os mais infelizes são os mais bem-sucedidos."

Sêneca queria dizer que, muitas vezes, confundimos prazer com felicidade. O prazer é complexo, depende de posses, conquistas, sucesso e ocupação de espaço.

A felicidade é simples. Um dia bem vivido, sem dores físicas importantes, em que você agiu com correção e que termina em paz é um dia plenamente feliz. É um dia vitorioso. Você dizer para si mesmo: "Hoje, até o câncer eu venci".

Quantos dias mais me cabem? Não sei. Felizmente não sei. Mas, sejam quantos forem, o que espero deles é poder terminá-los olhando o sol que se põe, talvez sorrindo para alguém que amo, talvez fazendo um brinde à vida, ou apenas dizendo para mim mesmo: tem sido bom.

IMPRESSÃO:

PALLOTTI
GRÁFICA

Santa Maria - RS | Fone: (55) 3220.4500
www.graficapallotti.com.br